病が分断するアメリカ——公衆衛生と「自由」のジレンマ【目次】

はじめに

病は社会を分断する。一方で社会の分断が病の種類や軽重を左右することもまた事実である。個人の病や健康を左右する社会の分断とは何だろうか。

現在のアメリカの分断といえば、共和党と民主党のイデオロギー的分断がまず思い出される。しかしそれだけでは病や健康の格差は説明できない。政治体制がもたらす公共政策の作られ方、人々の行動をみちびく価値観、所得格差や働き方の違いなどが、病と健康に大きな影響を及ぼす。そこにあらわれる分断は、「赤い地域」と「青い地域」だけでは解釈できない。

人々が集合的に持っている価値観には、それぞれの国や地域の歴史的経験や、社会の制度が影響する。公共政策として病の予防を推進する公衆衛生もまた、その価値観に左右されている。本書は公衆衛生の観点から、病と健康に影響を及ぼす社会の状況を、歴史をひもときながら検討する。

人は太古の昔から病と格闘しながら生きてきた。パンデミックでは中世のヨーロッパの人口を激減させたペスト、十九世紀に世界を繰り返し襲ったコレラ、一九一八年に発生した「スペイン風邪」が有名である。それ以外にも、風土病から公害病、遺伝性疾患、生活習慣病など、病はあちこちにある。そして、病をコントロールするために人は専門知を開拓し、行動を変容させるための制度を構築する。

しかし、これらの知と制度は残るものの、人はその原因となった病を頭から簡単に消し去る。二〇一九年末からの新型コロナウイルス感染症（COVID-19）で、そのうちのいくつかは思い出され、メディアやネットでは折々に取り上げられた。しかし一九八九年に原著が出版されたアルフレッド・クロスビー『史上最悪のインフルエンザ――忘れられたパンデミック』のタイトルが示している通り、一九八〇年代には「スペイン風邪」さえもほぼ忘却されていた。

そしてCOVID-19の際でも、「スペイン風邪」は語られたものの、一九五七―五八年に世界で一千万人前後の死亡をもたらしたインフルエンザ「アジア風邪」は、ほとんど参照されなかった。一九五八年には東京で第三回アジア競技大会が開催された点でも、二〇二〇年東京オリンピック開催延期と並んで考察されてしかるべきだったのではと思う。このアジア競技大会は一九六四年オリンピックの東京招致をかけたものだったため、成功を期待する圧力は強く、関係者は神経を使ったことだろう。しかしその経験は一般には忘れ去られたままである。

公衆衛生は非常にパターナリスティックである。「こうすることがお前のためになるのだ」という指導を、時には強制する。病の予防が目的だから人々は支持しないことはないものの、抵抗は大きい。そして、それをもたらした病の記憶は忘却され、システムはある程度残存する。


この厄介ながらも人々の福利に寄与してきた公衆衛生を、アメリカから見てみようというのが本書の試みである。一般的に国が豊かであれば国民の健康度は高くなる。国民の所得が高ければ十分なカロリーと栄養バランスの良い食事を摂取できる。教育程度が高ければ科学リテラシーが高まり、病の原因となるものを生活から遠ざけることができる。税収が安定的に高まれば、上下水道やごみ処理などのシステムを維持できる。研究体制を維持・充実させる意思が形となれば、病の研究や、新薬や医療機器の開発を継続することができる。

実際、アメリカの研究機関には世界中から専門家が集まり、アイディアを持ち寄り刺激を与えあうことで、新しい専門知識を生み出している。また、医療を志す人の育成も活発であり、人口当たりの病院数や医師数は充実している。そしてそれを支えるために政府の補助金や民間――製薬や医療機器メーカーの他、財団など――からの資金が拠出されている。これらが人々の健康レベルを上げ、働ける身体を作り出し、国の豊かさを支え、教育と研究を推進する循環を作り出す。

一方で、集合体としてのアメリカ人の健康状態が他の先進国と比較して良好とはいえないことは統計的に示されている。平均寿命はG7諸国の中では短く、乳児死亡率は高い。これはどうしてだと思うかと日本の大学生に問えば、国民の肥満率が高い、ドラッグ中毒が多い、国民皆保険制度がないから病院に行けない人がいる、という答えが返ってくる。また、ストレスからくるメンタルの不調が多いことを指摘する学生もいる。

「食生活が原因ではないでしょうか。なんとなくハンバーガーとフライドポテトばかり食べているイメージがありますし、アメリカのお菓子ってどれも驚くほど甘いです。なのに自動車を使うのが普通だから、あまり歩かないですよね。」

「競争社会だからストレスも大きそうです。人種間の緊張もあるでしょうし。もっとも、ちょっとした不調に病名をつけているという気がしないでもないですが。」

「でもアメリカ人ってエクササイズが好きですよね。ジョギングしている人をよく見かけます。健康意識は高いのだろうなと思います。医療保険がないならそうなるのかもしれません。ただ、真夏の暑い盛りに頭から水をかけながら外を走っている人も多くて、どうして朝や夜の涼しい時に走らないのかなと思いました。」

学生たちの観察はある程度の真実をつかんでいる。しかし、これらはもっと掘り下げることができる。アメリカの菓子が日本のものに比べて甘いのはその通りだが、軽いレベルのベジタリアン（牛肉と豚肉を食べない程度）は多いし、糖質制限を実践する人もかなりいる。自動車を所有していても、大都市部では駐車場確保や渋滞が面倒なので平日はそれほど使わないという人もいる。昼間からジョギングできるような生活を維持している人たちが医療保険を買えない層だとは思えない。

アメリカに国民皆保険システムがないのは事実だが、民間医療保険への加入を促す二〇一四年施行のオバマケア（医療保険改革法）によって、医療保険に加入していない人は大幅に減った。それでも無保険者は二七〇〇万人ほど存在している。

病を自己責任に帰せる部分はもちろんあるが、さまざまな環境下で生きる人は、その環境に応じた行動をとらざるをえない事情もある。アメリカ社会と病の関係を知るためには、もっと突っ込んで観察することが必要である。そうすることによって、日本社会が抱える諸問題との比較が可能になり、アメリカ社会の成功と失敗から学べることが見えてくる。

社会格差や情報格差はどのように作用しているのか、地域による違いはあるのか、歴史的な経験はどのように影響しているのか、どのようなシステムが健康を支え、病を予防するのか。本書はこれらを公衆衛生の観点から検討していく。COVID-19の記述が多くなるが、COVID-19の展開そのものを説明するというよりはむしろ、どのような歴史的経験の上に今があるのかを説明するものである。

公衆衛生システムは、近代国家が整備してきたさまざまな制度と絡み合いながらそれぞれの国家や地域で充実してきた。年齢・居住地・収入を把握する人口管理、新しい病が発生した時の疫学調査研究、住民に行動変容を説得する広報・教育、そして行動制限を徹底させるための強制手段などが、公衆衛生システムを支えている。現代の公衆衛生は、行政機構の充実度とそれを維持・発展させる政治的意思、それらに対する住民の理解と信頼によって左右される、まことに「現代的」な性格を持つ。

このように公衆衛生とは非常に広い範囲をカバーするものだが、本書が扱う公衆衛生は、ある意味古典的な急性感染症予防に留まっている。公衆衛生は本書が検討する範囲以外にも、労働者の健康管理を推進する産業衛生や乳児とその母親を対象とした母子衛生、食品衛生、自殺予防を含む精神衛生、環境衛生、交通安全対策などが含まれる。かつては民族衛生と言われた優生学をここに入れることも可能だ。これらのテーマについては、別の機会に検討したい。

これまでに出版されたアメリカと医療を扱った書物は、アメリカの医療制度を説明するもの、医療現場で経験したこと、そして医療保険制度を検討するものが中心である。とりわけオバマケアなど医療保険制度の研究蓄積は厚い。そのため本書では医療保険制度についての検討は行っていない。医療保険制度に関心を持つ人は、巻末の参考文献を参照されたい。

なお、本書で使用した写真は、出所を記していないものはすべてウィキメディア・コモンズのパブリックドメインのものである。

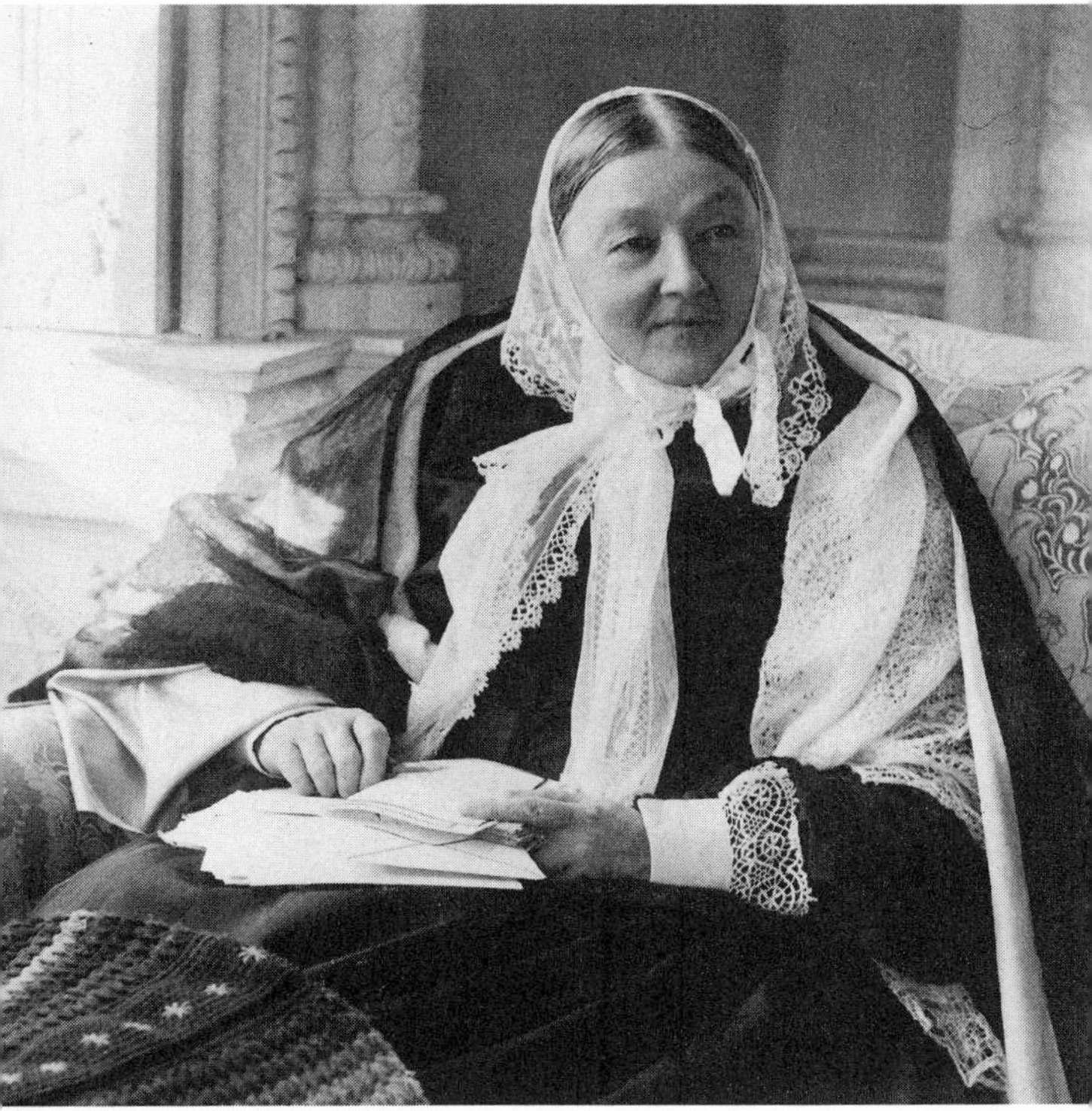

第一章
そもそも公衆衛生とは何か

フローレンス・ナイチンゲール。医療統計学を活用して看護教育の近代化の先鞭をつけた。
Wellcome Collection, Photograph by Millbourn.

公衆衛生というのは、あらためて尋ねられると説明がしにくい概念である。公衆衛生の専門家を落胆させてしまうかもしれないが、COVID-19の感染拡大が社会的に問題視され、多くの文系研究者が研究課題として取り上げ始めた二〇二〇年段階でも、社会学や歴史学、法学研究者の間では、医療と公衆衛生はどう違うのかが議論されていた。

そこでは、予防を主眼に置いている、健康を増進させることがポイントだ、など、断片的な定義はいくつも挙がるものの、全体像を把握するには至っていなかった状況であった。研究者でこうなのであれば、一般の人々にとってはなおのことわかりにくい概念だろう。そしてこの状況は、命にかかわる感染症をかなり減らすことができている現代の先進国ならではの状況といってもよいかもしれない。

まずは議論の出発点として、大まかな定義を示しておこう。公衆衛生とは地域やコミュニティを病から防衛し、住民の健康を維持するための、公共的取り組みのことである。ポイントは、個人よりもむしろ集団——地域住民や国民——を対象としていること、そして病院よりもむしろ政治と行政が大きな役割を担っていることである。この定義はアメリカだけでなく、どの国にも当てはまる。

医療と公衆衛生は密接に関連しているが、その機能は異なっている。医療は基本的に、個人の病を診断し治療することを目的としている。人は不調を感じたらクリニックなどに行って診察を受ける。医師はその人の症状を聴き取り、検査を行い、病名を特定し、適切な治療や処置を行う。

予防医学を充実させようとする近年では、医師は患者の生活習慣や生活状況、既往症などから、患者がかかりやすい病気を予想し、生活改善を助言することがある。かかりつけ医を持つということは、この助言が得られやすくなることを意味する。医師と患者の信頼関係が深まり、また医師が患者の生活状況と家族の病歴を把握しやすければ、予防医学は個人のレベルでより効果を発揮する。医療費が財政の重荷となっている先進国では、医療は治療だけでなく予防にも力を入れ始めている。

一方で公衆衛生は集団を対象とし、その集団を疾病から守ることを目的とする。ここでは病を発症した人を特定し医療につなげることなども行われるが、重要なのはむしろ病の拡散を防ぎ、健康な人が病に罹患しないようにさまざまな対策を取ることのほうである。そのため、医療とは異なる仕組みが必要になる。

†公衆衛生の三要素

公衆衛生学の教科書では、公衆衛生の内容として感染症対策の他、地域保健、母子保健、産業衛生、食品衛生など、公衆衛生が関わるさまざまな分野が解説されている。この区分はそれぞれの分野における専門家を養成するうえでは大きな意味があるが、社会科学として考察するには、その専門性が分析を阻害することがある。そのためここではその分類から離れて、公衆衛生を理解するための三つの要素について説明する。

公衆衛生で重要なのは、まず「数を数え分析すること」である。もう少し洗練された表現を使うならば、疫学的・社会的調査と統計処理となろう。要するにこれは、どの病気がどの地域で何件発生しているのか、どの年齢層で発症が多いのか、それは増えているのか減っているのか、死亡率はどのくらいか、などの基礎的なデータ収集と分析のことをいう。これらが明らかになることで、重点的に対処すべき地域と対象が特定される。また重篤な症状が現れる年齢層がわかれば、それに応じてとるべき対策が見えてくる。

たとえば大都市でCOVID-19が急激に増えた際には、行動制限や移動の自粛、ワクチン接種の呼びかけが行われた。高齢者の致死率が高いことが判明すると、老人保健施設への訪問禁止措置がとられた。古い例としては、乳児死亡率の算出によって地域ごとの比較が可能となった結果、乳児の死亡原因として高位にある感染性胃腸炎を防ぐため、適切な離乳食の作り方や身体の清潔の保ち方についての指導が、保健所や訪問看護師によって行われた。データに基づき介入を行うことは、公衆衛生対策の一つである。

公衆衛生の重要な要素として第二に「健康教育を行うこと」が挙げられる。これは何が病なのか、どうしたら防ぐことができるのか、罹患した場合どうしたらいいのかの情報提供と啓発を、地域住民に対して行うことである。

健康教育には講習会やパンフレット、メディアやインターネットでの紹介などさまざまな方法があるが、これらを実施するだけでは不十分である。なぜなら、専門家が公衆衛生的助言や介入を行ったとしても、人々が日常の行動を変えなければ病は広がるからである。健康教育は住民の行動変容が実現するまで、そしてターゲットとする病の発症が減少するまで、さまざまなチャンネルを活用しながら実施する必要がある。適切な歯磨き方法の講習を受けたとしても、個人が歯磨きを適切に行わなければ、虫歯や歯周病を減らすことはできない。

インフルエンザを普通の風邪と同一視して発熱している社員に出社を求める時代があっ

たが、それにより周囲の同僚にもインフルエンザを拡散するという事態は、その会社の生産性にとって決してプラスにはならなかっただろう。健康教育は情報を提示するだけではなく、実際に人々の認識を変え、行動を変化させるまで行わなければならないものなのである。

第三に重要なのは「行動制限を行うこと」である。これは公衆衛生が監視するすべての病が対象なのではない。感染症の中でも命にかかわる病、検疫や隔離によって感染拡大スピードを緩やかにするのが望ましい病に適用されるものである。公衆衛生はもともと特定地域に住む集団を、感染症から守るために作り上げられてきた制度であることを思い出してほしい。

中世から行われている行動制限の一つである検疫は、その地域の人々が流入する病に感染しないよう、域外から移動する人や物資を一定期間留め置きしたり、発症者の通行や上陸を拒否したりする。隔離もまた古くから行われている行動制限の一種である。発症者は他人に感染させるリスクが十分低下するまで、自宅や収容施設に留まることが求められる。

このような昔から行われてきた行動制限は、グローバル化とＩＣＴ化が進行する現代ではさらに大規模に行われる。さまざまな管理アプリや監視機構を活用しつつ人の移動や行動を追跡したり、制限を課したりということが行われる。人の自由やプライバシーを侵害するという点で、行動制限は公衆衛生の最も疎まれる側面である。

数を数えること、健康教育を行うこと、行動制限をすることは、病の状況を理解し、人々が病を防ぐ行動をとるよう促し、場合によっては公的権力を用いて強制することで、集団を病から防衛する。これらは公共政策として意味があるのは確かだが、同時に大きな緊張をもたらす。次のセクションでは、それぞれの中身についてさらに検討していく。

†数を数えることの諸問題

公衆衛生において数を数えることの重要性が一般に認識されたのは、一九世紀半ばのことである。コレラの原因がまだ特定されていなかった一八四〇年代に、イギリスの医師ジョン・スノウがロンドンにおけるコレラの発生状況を綿密に調査した結果、特定の井戸の水が原因であることをつきとめた。

スノウの調査は、それまで病気の原因として一般的に考えられてきた不潔と不道徳がコレラを発症させているのではないことを示した。敬虔なクリスチャンであっても、比較的清潔な生活をしていた家庭であっても、コレラから逃れられなかった一方で、明らかに不潔で怠惰な生活を送っていた人が罹患しないこともあったからである。

細菌学が病の原因論を大きく書き換えたのは、一九世紀末のことである。それ以前の一九世紀半ばに、コレラ発症には不潔と不道徳以外に何か別の原因があることを示唆したこの調査は、当時であっても可能な対策を講じることができたことも相まって、疾病調査の有効性を印象づけるものだった。以後、発症数や死亡数とその推移の調査は、欧米の大都市において少しずつ制度化され、病の予防のために活用されていくことになる。しかし、その進行は決して早くはなかった。

数を数えると一口に言うが、地域単位で正確な数字を把握することは実はかなり難しい。まずは何を数えるか、数える意味のあるものは何かを明確にする必要がある。公衆衛生であればまず病と死の原因を数えることになる。

現代ではWHOが『疾病及び関連保健問題の国際統計分類（The International Classification of Disease = ICD）』を策定し、各国はそれに従って自国で発生した病の数や死亡数を数える。ICDの起源は一八五三年にブリュッセルで開催された国際統計会議において死因の分類を構想し、医師であるジャコブ・マルク・デピヌ（スウェーデン）とウィリアム・ファー（英）がその策定にあたったことから始まる。一八九三年には統計学者ジャック・ベルティヨン（仏）が国際統計協会にて初の『死因に関する国際リスト（International List of Causes of Death）』を発表し、欧米における死因統計の共有がなされるようになった。

以後、死因の分類のアップデートがたびたび行われ、一九四八年にはＷＨＯがこれを引き継いで疾病分類をリストに加えたＩＣＤを公表した。現在はＩＣＤ第一一版（二〇一八年）が最新である。この統計は、各国の公式統計の基準として採用されており、疾病や死因の国際比較を可能にしている。

しかし、統計分類が整えば病や死因が数えられるわけではない。COVID-19の例を見てみよう。急性心筋梗塞で死亡したと思われる人が、新型コロナウイルスに感染していたが自覚症状がなかった場合、この人の死因はどれに分類されるだろうか。二〇二〇年六月一四日付の「読売新聞」の記事「『コロナ死』定義、自治体に差……感染者でも別の死因判断で除外も」の中で、死因の分類の難しさに悩む自治体や医療関係者の言葉が紹介されている。

厚生労働省は同年六月一八日の通達で、COVID-19陽性者が入院中や療養中に死亡した場合、厳密な死因を問わずCOVID-19の死亡者数と数えることを指示した。これは死亡後に陽性が判明した場合にも適用されている。そうなると、交通事故を直接的な原因として病院で死亡した人が死後の検査で陽性となった場合、COVID-19による死亡の中に含まれてしまうことになる。死因を報告しなければならない医療の現場における関係者の苦慮がうかがえる。

病についても、数を数えることの難しさは否定できない。ＩＣＤがアップデートを繰り返しているのは、病の分類が変化したり、新しい病が定義されたりするからである。かつては気管支炎として分類されていたものが、現在ではマイコプラズマ、インフルエンザ、ＲＳウイルス、ライノウイルスなど、一〇種以上に分かれている。先進国ではこの分類に沿った判断がおおむね可能だろう。しかし、同様の検査をすべての国ができるわけではない。先進国であっても医師にとって判断が難しい病は存在するし、医師の技量によっては誤診も発生するだろう。

社会調査も加味する場合、数えるためにはさまざまな条件をクリアしていなければならない。患者の年齢を特定するためには、出生登録制度が整っていたほうが正確性が高まる。日本で生まれ育った者には想像しにくいかもしれないが、親や本人の記憶に基づいた年齢を自己申告するような、出生登録制度がうまく機能していない国や地域は存在する。

社会階層による違いを抽出したければ、個人の所得を把握する制度や、貧困層・中間層・富裕層を分類する具体的な基準が必要となる。これらの制度が整備されていない国や地域では、数を数えることで問題の所在を明らかにし政策を展開するルートがうまくつながらない。

さらに、社会調査はかなり恣意的な基準で行われている部分がある。アメリカで公表されている人種別統計では、白人・黒人・ヒスパニックなどの疾病状況や死亡率を出しているが、それが何に基づいて数えられているのかは地域によって異なる。医師や看護師が主観によってカルテにチェックを入れる場合もあるし、患者本人の自己申告の場合もある。医療者の主観に基づく場合、さまざまなパターンが考えられるミックスト・レイス（いわゆる混血）の人々の分類は非常に難しいものになる。個人の申告であれば困難は少なく見えるかもしれないが、本人の認識と他者の判断は食い違う可能性がある。

ここで述べたいのは、集めた数字の正確性に問題があるということではない。数を数えることは一般に考えられている以上に困難であることを強調したいのである。厳密な死因を特定するのが難しいことは専門家の間ではよく知られている。公衆衛生対策はそのような概算を積み重ねたうえで判断を下さなければならないものである。

数字の正確性にこだわるならば、今以上の人口管理が必要である。年齢、居住地、所得、職業、働き方、移動経路、接触した人々、生活習慣、食事内容、家族構成とその変化、既往歴、親族の病歴……人はそのようなプライバシーに関わる情報を、地域住民の集団的健康管理のために——自分の疾病治療のためならまだしも——快く提供するだろうか。間違いなく大きな抵抗が起こるだろう。

正確な状況判断のためには、詳しい数字が必要である。しかし、数字を集めるためには個人のプライバシーに踏み込んだり、専門家の恣意的判断に頼んだりすることになる。そして、そこまで行ったとしても、そこから生み出される公衆衛生対策が本当に集団的健康管理に寄与するかどうかはわからない。公衆衛生は、専門家の活動に加えて、住民ひとりひとりの行動が求められるからである。ここに公衆衛生のジレンマの一つがある。

†健康教育の光と影

病を防ぎ、健康を維持・増進するための情報は、さまざまな形で一般に提示される。専門家間である程度のコンセンサスに至った情報は、日本であれば厚生労働省や自治体の保健福祉局がホームページで周知を図ったり、新聞やテレビ、ニュースサイトなどのメディアに流したりする。保健所は講習会やポスターを通して、がん検診の重要性や生活習慣病予防への注意を促す。自治体や保健所のこのような啓発活動は、一般的な疾病予防だけでなく、その地域に独特の健康リスクにも及んでいる。

たとえば北海道ではエキノコックス症の説明が、沖縄県ではハブへの注意が自治体のホームページに掲載されている。海外渡航が活発な現代は、日本ではほとんど発生しないマラリアや狂犬病の他、デング熱など輸入感染症の啓発が行われている。空港でこのようなポスターを目にした人はいるだろう。

より個人的な対応として、人々は病院やクリニックなどで、医師と看護師から個人の健康上のリスクに応じた助言を受ける。清潔維持、栄養バランス、日常生活でのふるまいなど、我々の健康知識は一〇〇年前の一般人とは大きな違いがある。これは研究者による科学的知見の更新と共に、教育レベルが上がった一般人の保健知識に負うところが大きい。

しかし、このような健康教育や啓発活動が、個人の行動変容を実現するかどうかは定かではない。生活習慣病のリスク要因を知識として承知していても、定期的な運動や食事制限、禁煙を継続するかどうかは別問題である。自分の苦痛を取り除くための辛抱はできても、健康のためとはいえ不調の自覚がない中で、自分の欲望を我慢することは普通は長続きしない。

加えて行動変容を起こさせない社会的な要因が存在する。一日あたりの適切な食塩摂取量はWHO基準で五グラム、厚生労働省の推奨値は男性で七・五グラム、女性で六・五グラム未満である。しかし、現代日本人の食塩摂取状況は一日あたり一〇グラム程度である。塩分控えめの味つけを物足りないと感じる日本在住者は多い。そのため、外食や売っている総菜は一般的に塩分が多めである。家庭で薄味のおかずを準備しても、そこに醬油を回しかける人はいる。慣れ親しんだ塩味を変えるのは難しい。

適正体重の維持は、肥満者だけでなく、痩せた者にとっても課題であるはずである。しかし、日本の若い女性の痩せ願望は強く、健康日本21（二〇〇〇―二〇一二年度）が掲げていた二〇代女性のBMI一八・五未満の者を一五％以下にするという目標は、二〇一三年度からの健康日本21第二次では二〇％以下に改定されたものの、二〇一七年に二一・七％、二〇一九年に二〇・七％という数字が示すように、達成はまだ先になりそうである。

このように、健康教育は個人の欲望や社会の当為と衝突することがよくある。それでは公衆衛生は、集団の健康レベルを上げるために個人の行動を積極的にコントロールすべきだろうか。現代先進国のテクノロジーをもってすれば、技術的にはある程度可能である。

スマートフォンで歩いた歩数を管理し、推奨値に達しそうになければアラートを鳴らすことはできるだろう。一日の食事を入力させ、その栄養バランスを可視化し、翌日食べるべき食材を通知することもできるかもしれない。各種予防接種の記録を身分証明用ICカードに読み込むことによって、リスクの高い場所への入場を自粛させることもできよう。しかしこのような管理を実現したとしても、静かに無視する者が圧倒的多数を占めるのではないだろうか。

現代の先進国では、疾病回避と健康増進のためと称する、虚実とりまぜた情報が流通しているのもまた事実である。サプリメントや健康器具の売り上げを伸ばしたいメーカー、伝統を装った整体師や民間療法師、視聴率を上げたいテレビ、アクセス数を伸ばしたいインターネットサイトが、情報空間でさまざまな宣伝を繰り返す。SNSでは医師や科学者が、病の治療や予防に関して互いに食い違った見解を提示する。宗教団体やスピリチュアル系団体などが、独自のメソッドを宣伝することもある。そして友人や親族の口コミは、現代でも個人の行動や選択に大きな影響を与える。

現代社会は健康情報の洪水の中にあり、自分が信じたいことを語ってくれる情報を探そうと思えば簡単に見つかるし、自分がうさん臭いと思った情報をこき下ろす口コミにもすぐに出会える。健康教育を推進する側にとっては、やりにくいことこの上ないだろう。

健康教育は個人の行動や認識を変えるにはなかなか至らないのはすでに述べた通りだが、かといって全く変えないわけでもない。たとえばインフルエンザの理解は数十年前と現代とではかなり異なっている。二〇世紀末、筆者が博士論文の口頭試問を受けたときの話であるが、口頭試問日の前日にインフルエンザを発症したため、延期できないか大学院事務室に問い合わせた。その際の回答は、審査員の先生方が予定している以上、風邪程度では日程の変更はできない、何としても出席しろとのことだった。口頭試問の席上、マスクをしたままなのは先生方に失礼なので外すようにと言われた。

インフルエンザと風邪の違いが認知され、また高齢者が罹患することのリスクが広く知られている現代では、おそらくは延期が検討されるだろうし、最悪でも全員にマスク着用が求められることだろう。この変化は、保健所や病院のポスターだけが影響したわけではなく、厚生労働省の通達を皆が見て理解したために起きたわけでもない。マスメディアやネットで繰り返し言及され、また職場や家庭においてさまざまな形で情報共有がなされたために発生したものである。

健康教育のジレンマは、専門家が周知したい情報が必ずしもそのままの形で住民に届かないことである。人々は受け取った情報をそれぞれに解釈し、行動に反映させる場合もあるし無視する場合もある。さらに、複数の専門家が食い違ったメッセージを発した場合、人々は情報の信頼性を疑う。

COVID-19は、感染方法や病勢とその変化に関する調査分析、診断と治療、ワクチン開発と接種の効果などの情報発信がほとんど同時に行われた最初の病である。その結果、情報の内容が一カ月で変化したり、医者がソーシャルメディアで発信する情報が人によって異なったりなど、情報を受けとる側は大混乱した。

かといって、どのように感染を防ぐか、感染した場合どうなるのかの情報を出さなければ、別の混乱が起きる。通常の健康教育ならばそこまで大きな混乱は起きないだろうが、混乱が起きなければ人々の行動変容が達成されるかといえば、そうとは限らない。

†行動制限の影響

行動制限は、公衆衛生の大きなターゲットである急性感染症の集団的コントロールにある程度の効果がある。発症者や保菌者をその地域から隔離したり入域を制限したりすることによって、感染拡大の範囲を限定しスピードを一時的に遅らせ、対応する医療に準備の余裕を与えることができるからである。

しかし、検疫や隔離、外出禁止は感染拡大のペースを緩やかにすることはできても、完全に排除することは困難である。感染の強さや感染方法は病によって異なるし、詳しい検査なしに未発症の感染者を発見することはできない。一般に行動制限は四週間から八週間とされるが、数を数えることに比べれば爆発的な影響を社会に及ぼし、得られる効果と発生する諸問題の間でジレンマを発生させる。

行動制限は何よりもまず、個人の自由と衝突する。COVID-19に対処するために、二〇二〇年から二一年にかけて各国で時限的な外出制限や外出自粛が行われた。これに伴い、人々はそれまで当たり前に行ってきた行動の見直しを迫られた。食料の買い出しは困難になり、気晴らしのショッピングや外食はできなくなった。学校は閉鎖され、生徒や学生はオンラインでの授業に移行した。職場においても、可能なところは在宅勤務に移行するよう強く要請された。

日本では「不要不急の外出自粛」が中心であり、個人の外出そのものに公的罰則はなかったが、フランスでは外出時に理由を記した証書の携帯が義務づけられ、違反者には罰金が科された他、都市封鎖中に営業していたレストランなどには警察の捜査が入った。イギリスやアメリカの都市では、封鎖中に特段の理由なく外出した人には罰金が科された。

二〇二二年四月から行われた上海での都市封鎖では、準備の時間がほとんど与えられないまま強制的な外出禁止措置が実施された結果、食料確保に苦労する住民が続出したことが報道されている。地域により六週間から八週間に及んだ外出制限は、心理的・社会的に多大なストレスを人々に与えた。

加えて、検疫、隔離、外出制限はビジネスに多大な影響を与える。COVID-19では旅行産業は言うまでもなく、外食産業やアート・エンターテインメント・スポーツ産業、そしてそれぞれの業界を支えている周辺サービス業、農漁業、製造業が打撃を受けた。

二〇二〇年四月のニューヨーク・ブロードウェイのネオン消滅は、ほとんどのミュージカルが休演になったもの寂しさだけでなく、観客や行き交う人々がもたらしたはずの飲食費やタクシー代、出演者・ディレクター・裏方スタッフが得たはずの賃金、発表されるはずだった新作ミュージカルの衣装・小物・大道具類の製作費が失われたことを意味した。

逆にテレワークやオンライン授業化を支えるＩＣＴ産業や、ネットショッピングや食事宅配の増加により運輸・配達業は売り上げを伸ばした。グローバル化と情報化が進む現代ならではの、産業動向の変化を反映しているといえる。

国際通貨基金の調査によれば、多くの国で外出制限が行われた二〇二〇年の世界の実質GDPはマイナス三・一%、国別にみれば日本、マイナス四・六%、アメリカ、マイナス三・四%、イギリス、マイナス九・八%、インド、マイナス七・三%であり、先進国と新興国の中では唯一中国だけが二・三%のプラス成長を記録した。

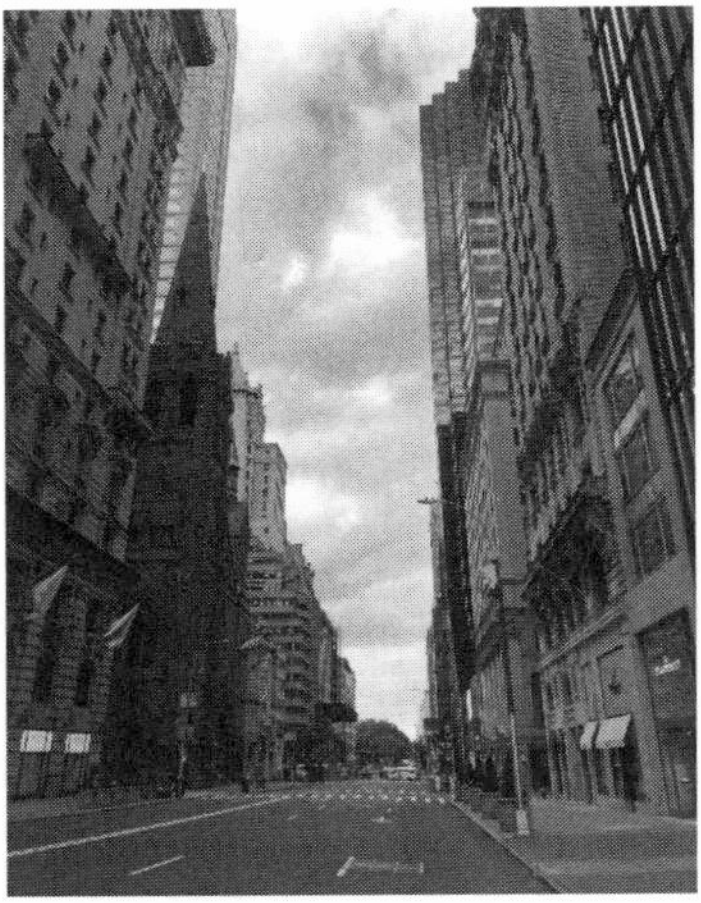

人影が消えたニューヨーク市五番街、田中極子氏撮影、2020年6月

ワクチン接種が進んだため外出制限を撤廃した地域が増加した二〇二一年には、世界の実質GDPの伸び率はプラス六・一%に回復し、日本一・七%、アメリカ五・七%、イギリス七・四%、インド八・七%、中国八・一%となっている。実質GDPの収縮は外出制限の影響だけを反映しているわけではないが、そのインパクトは大きかったといえる。

行動制限のビジネスへの影響は、現代ならではの現象ではない。たとえば一六六五年にロンドンを襲ったペストについてのフィクションを交えた報告であるダニエル・デフォー

『ペストの記憶』（一七二二年）には、検疫強化がもたらした貿易の停滞の影響が描かれている。イギリス船の入港が禁じられた結果としての貿易の停止、イギリス製品に対しての警戒感の高まり、製造業の停滞、そして失業者数の増大である。

この著作の焦点は、輸出業の停滞よりもむしろペストに直面したロンドンの社会状況の変化にあるが、デフォーの視線は全体のつながりにも向けられている。「……イングランドの製造業は甚大な被害を受け、ロンドンだけを襲った災害のせいでイングランド中の貧民が困窮したのだった。[1]」失業により困窮した人々は、ペスト患者が発生した家の住人の外出を防ぐ監視人や死体運搬・埋葬人、女性であれば検死人や付き添い看護師など、市が提供した仕事に就くことができたが、これらはペストに感染するリスクが最も高い危険な仕事であった。

ここから見出されるのは、行動制限が感染拡大食い止めに寄与する効果と、行動制限がもたらす自由の制限とビジネス収縮が人々の生活に与えるネガティブな影響との間の緊張である。人々は自分に直接の制限が及ばない限り、感染拡大を食い止めるための行動制限を支持する傾向にある。COVID-19で多くの住民が外国からの入国制限を支持したのはその例である。

しかし、県境を越えた移動を制限されたり、夜間の外出を禁止されたりする場合には不満を表明する。アメリカやヨーロッパではマスク着用の義務化——これも行動制限——にも多くの不満が集まった。行動制限の波及的影響は、一部のビジネスを危機的状況に陥らせるだけでなく、誰かの行動制限を支える配送関係者や治療と救援に当たる医療関係者を直接的な危険にさらしたり、低所得層に生活困難を引き起こしたりする。

さらに、行動制限が生み出す心理的・社会的影響は、人々のストレスを高め、自殺者を増大させる可能性もある。加えて行動制限が長期化した場合、政治への不満が高まり、政権交代や政権基盤の不安定化を導くこともある。行動制限を守らせるための行政コストは大きく、また行動制限から生じる緊張は政治コストを高めていく。

行動制限は公衆衛生の柱の一つであるが、それが発動される状況は限られている。しかしいったん発動されればその社会的・心理的・政治的影響は多岐にわたり、そこにはコストとベネフィットをめぐるジレンマがついてまわる。政治はそのバランスポイントを探り続けなければならない。

†機構の整備と運用

これまで述べてきた公衆衛生の三要素を具体的かつ継続的に実施するためには、公衆衛生機構を整備・運用することが必要である。数を数えるにしても、健康教育を行うにしても、継続的に実施することが重要であり、そのためには専門スタッフを抱える常設の機関が欠かせない。いったん感染症が発生すれば、人々に行動制限を行うよう呼びかけるだけでなく、それが行われているかどうかをどこかの機関が監督しなければならなくなる。

さらに、公衆衛生には住民の疾病予防と健康増進のための付随する作業をシステマティックに行う必要がある。たとえば新しく発生した感染症の情報収集、送られてきた検体の検査を行う衛生試験場やラボの運用、発見された罹患者を医療機関につなぐための連携制度、病の種類によっては消毒や隔離を行う制度、必要な医療資源を調達する制度などである。

これら一連の作業を行うために、日本では厚生労働省、保健所、市区町村の役所、衛生研究所、大学などの研究機関、そして病院が連携する。アメリカでは連邦疾病管理センター（CDC）が国立衛生院や各地の公衆衛生大学院、研究所などにおける発見を統合して情報発信を行い、各州の公衆衛生局が地域の保健所やラボ、医療機関、行政組織と連携して必要な対策を行う。

このような各国、各地域の公衆衛生機構は、国際的な監視システムとも結びついている。そのため、どこかの国で新規の感染症が発生した場合や、地域の危険な感染症が域外に拡散しはじめた場合などには、それについての注意喚起がＷＨＯなどを通して行われる。たとえば二〇〇三年に中国の広東省で発生した重症呼吸器症候群（ＳＡＲＳ）では、ＷＨＯは調査・対策チームを組織して疫学調査を行い、緊急旅行勧告を発出して旅行の延期を考慮するよう求めた他、国際線搭乗時の体温測定の実施などを促した。

これに応じて各国の保健機関はそれぞれの国の実情に合わせた対策を実施した。日本でも厚生労働省が患者受け入れの際の諸注意を病院に通達し、院内感染や地域への感染拡大を防ぐための努力がなされた。また感染症以外にも、生活習慣病や精神病に関する研究は世界で日々更新・共有されており、これらも公衆衛生機構を通して公共政策に反映されていくことになる。

公衆衛生機構には、このような公衆衛生政策に直接かかわる制度だけでなく、周縁的ではあるが重要なシステムや制度が含まれる。たとえば清潔で安全な水を供給する上水道システム、下水を無毒化して土壌や水系汚染を防ぐ下水道処理システム、ごみの収集から最終処理まで管理するシステムは、感染症の発症数を低下させている。食品衛生や薬品管理の制度は、人々が口にするものや体に入れるものの安全性を高めている。

医療に関わる部分では、医師、看護師、保健師、助産師などの教育と質保証のシステムが存在する。国家や専門職団体が養成カリキュラムを規定し、試験を行い、免許を発行するのはその一部である。二〇〇年前に普通に存在したニセ医者、ニセ薬、疑似治療は、医療保険制度の中から排除され、周辺にしか存在しえない。

公衆衛生は数を数えること、健康教育をすること、行動制限をすることを軸とした機構の中で動いている。先進国ではこれらが比較的スムーズに働いているが、それなりの形になるまでは長い時間と議論、場合によっては抵抗があった。そして現代は、立ち上がったはずの三要素の不十分さが指摘されている一方で、その介入の過剰性も批判されている。

さらには、福祉国家化が引き起こした財政赤字を軽減するためとして、公衆衛生機構の整理と合理化が議論されている。日本では二〇一九年までに保健所の統合や看護学校の整理などが進められてきたが、それがCOVID-19の発生で現場の職員の人員不足と極度の超過労働をもたらした。公衆衛生のもう一つのジレンマとして、効果を上げれば上げるほど住民にその重要性が見えなくなるという現実がある。命にかかわる感染症にかからないことが当たり前となり、それを支えてきたシステムが無駄と感じられるのだ。

いわゆる発展途上国では、公衆衛生機構が一応機能している国、国際的支援のもとで形を整えつつある国、ひとたび制度化を実現したものの継続できなかった国がある。公衆衛生機構が円滑に働くためには、実施するためのスタッフと資源、そしてその機構を維持するための予算が欠かせない。

しかし、いわゆる発展途上国では公衆衛生機構を維持・拡大するための政治的意思が弱いところが多く、専門知識を備えたスタッフが不足しており、またそのようなスタッフの専門知識を有効活用する制度が確立していないことも多々ある。先進国に留学して公衆衛生を専門的に学んだ若者が、母国に帰ったときにその知識を生かす場を見つけられず、開業医になるか全く別の職に就かざるを得ない現実がある。

これまで述べてきたように、公衆衛生は公共政策的な役割の強い分野である。医療とはかなり重なる部分があり、連携も大切であるが、むしろ数を数えることでさまざまな情報を整理し優先順位をつけ、健康教育を通して人々の行動変容を促し、緊急の必要が生じれば行動制限を行うという、公共政策の役割が重要となる。適切な公衆衛生対策は常に人の認識と欲求の移り変わりに左右される。

そこでは科学と医学の専門家間のコミュニケーション、政策決定者とのコミュニケーション、地域住民とのコミュニケーションがそれぞれ必要となる。公衆衛生は近代社会の統治や管理技法の微妙なバランスの上で成立している分野であり、それゆえの困難にも直面している。

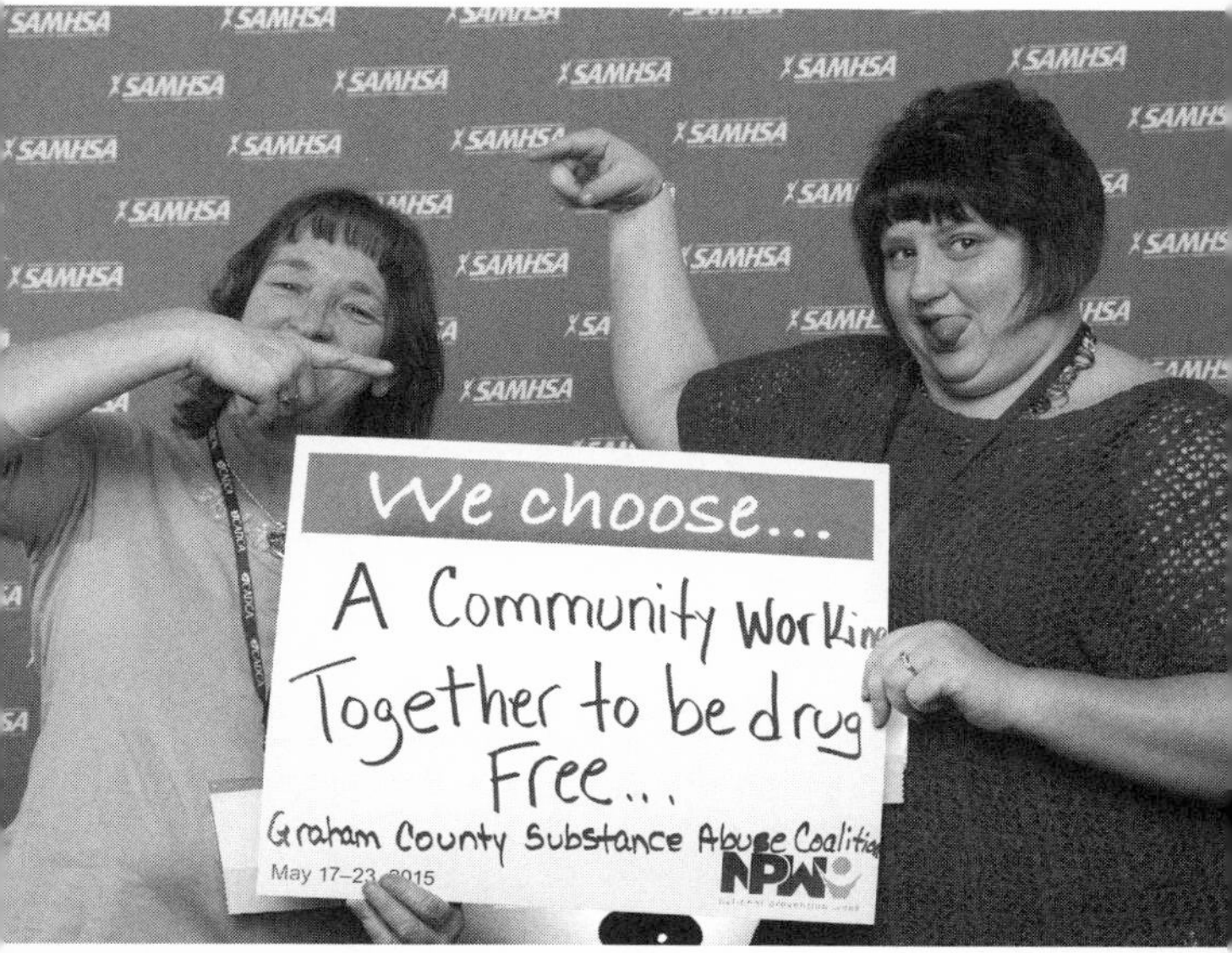
SAMHSA
We choose...
A Community Workin
Together to be drug
Free...
Graham County Substance Abuse Coalitio
May 17–23
NPW

第二章

「自由の国」アメリカ
――個人の選択と公衆衛生管理の相克

私たちは選択する…薬物乱用・精神衛生対策庁による講習会で自分の選択をボードに書く参加者、2015年公衆衛生はコミュニティを病から防衛するための集団的で公共的な試みである。数を数えることと健康教育、具体的には学校における検診や、職場における健康診断の奨励、ワクチン接種の勧奨など、さまざまな働きかけが存在する。場合によっては行動制限が課されることもある。これらは個人の健康を増進し、病を予防するという点で、大きな役割を果たしている。しかし、こういった介入は個人の自由な活動を損なうこともある。

どの国や地域でも公衆衛生的介入は個人の自由な活動と摩擦を起こすものだが、自由が国民の基本理念となっているアメリカでは、摩擦の表れかたや議論の形が日本社会とはかなり異なり、日本社会のあり方になじんだ我々にとっては驚きや違和感を覚えさせることもある。本章では、アメリカで公衆衛生がどのように理解され、自由の理念との摩擦をどのように整理しつづけてきたのかを解説する。

1　アメリカの自由のイデオロギー

†「抑圧」が可能にした自由

アメリカを語る際には「自由の国」であることが前提とされている。アメリカ人自身も自国が「自由の国」であることに疑いをもっていない。確かにアメリカの原型の一部を構成している一七世紀のピューリタンは、イギリスにおける教派弾圧のため北米大陸に逃れてきた。一九世紀には市場の自由を堅持し、結果として目覚ましい経済発展を遂げた。冷戦期には自由主義陣営の盟主として共産主義陣営と対峙し、その言論や出版の自由の侵害と統制経済を強く批判した。自由はアメリカの行動と思想を形作る理念として生きている。

しかし一方で、その「自由」が意見や立場の異なる人々を抑圧することで可能になったこともまた事実である。ピューリタンたちは自らの信仰のあり方を実践するために移住したのであって、ピューリタン以外の信仰を大幅に認めたわけではない。入植初期の不安定な時代にはピューリタン以外の人々とも協力関係を結んだが、植民地がある程度安定して運営できるようになった一七世紀後半には、異なる宗派、違った形の信仰を持つ者は排除されるようになった。一九世紀前半の経済成長の背後には奴隷の存在があり、奴隷制が廃止された一九世紀後半にはヨーロッパ、メキシコ、アジアからの移民が、また解放されたはずの黒人が、反抗しない安価な労働力として利用された。

冷戦期に言論の自由が存在しないとソ連を批判したアメリカもまた、国内ではマッカーシズム（反共主義）による言論の締めつけを行っていた。アメリカ生まれのミドルクラス白人男性の自由を維持するため、他の属性を持つ人々の自由が抑制されてきたともいえる。もっともその白人男性であっても、自分に自由が保障されているかと問われれば、自分たちにも、いや自分たちにこそさまざまな抑圧があると答えることだろう。

それではアメリカ人が共有する自由とは何なのか。自由の概念は幅広く多岐にわたっているので、全てを網羅的に検討することはできない。ゆえにここでは公衆衛生に大きく関連する三点を挙げておこう。

†自治・権力肥大化の回避・選択肢の存在

アメリカ的自由とは第一に、「自分たちのことは自分たちで決める」という自治が成立していることにある。宗教、経済利害、地域性において多様なアメリカでは、地域のことを熟知していない中央政府が一元的に物事を決定することに反発がある。これは独立直後の新国家構想時以来、考慮され制度化されてきた考え方である。一七七六年に独立宣言が出され、一三のイギリス植民地が独立して一三の共和国が立ち上がったものの、そのままではイギリス・フランス・スペインといったヨーロッパ列強の前に独立を維持する見通しは暗く、経済的にも発展が展望できなかった。そのため新共和国群のエリートは、一つの国家として統合しなければならないと考えた。

しかし民衆は、それぞれの植民地で形作られていた制度や習慣が、どこか遠い場所の一部の人間によって覆されることに反発した。やっとの思いでイギリス国王の支配から逃れたにもかかわらず、再び遠くの「国王」によって支配されるのか、という思いがあった。そこでアメリカ合衆国を構想した人々は、統合の利益と民衆の反発を調和させるため、戦争、外交、通商など一部の事項については統合した中央（連邦）政府が管轄し、それ以外の地域の政治については各州が行うという連邦制の形を考案した。つまり、人々に身近な公共政策、たとえば地域の道路建設や貧困対策、治安維持、結婚・離婚の手続き、教育、奴隷制の採用などは、州が管轄する形となった。

この形は、独立を達成した一八世紀末段階での社会的現実に対応しつつ、統合することの利益を確保するために採用された、ある意味で苦肉の策である。しかしこの形は、テクノロジーの変化や福祉への対応などで部分的に変化しているものの、現代まで続いている。「自分たちのことは自分たちで決める」という原則は、独立後の混乱を経て成立し、その後も「自由を維持するための制度」として繰り返し参照されてきた、歴史的文脈を持った原則となった。

ここでは、アメリカ人の考える自由が「自分のことは自分で決める」に留まっていないことに注意してほしい。「自分たちのことは自分たちで決める」は、公共政策を決定する際に自分たちが参画することの保証であり、自分たち以外の誰かが決定し押しつけることの否定である。アメリカ人はこれをアメリカ的自由として認識してきた。もっとも、公共政策を決めるにあたって地域の住民すべてが参画したわけではないし、参画を許されているわけでもなかった。女性は一九一〇年代まで、黒人は一九六〇年代まで、全員ではないものの、地域の公共政策の決定過程から事実上排除されていた。

そして現代でも、地域の意思決定に誰もが関わっているわけではないことは、郡や市町村の選挙の投票率が大統領選挙の投票率に比べて格段に低いことに表れている。「自分たちのことは自分たちで決める」ことは、一つの理念形であり、人々が実際に参画するとは限らない。世の中には特定のテーマに関心のない人、そもそも政治参加の意思のない人がいる。それでも、少なくとも参画の道が開かれていることは重要なのである。

自由の形の第二として、権力や権威の腐敗を避ける仕組みが整っていることを挙げよう。アメリカ人は、公共政策を決めたりそれを守らせたりするための権力が必要なことは、もちろん承知している。政治家や地域リーダーがこれに当たる。また、権威を持つ者がそれなりの方向性を示すことは、社会の秩序を維持するために重要であると考える。聖職者や地域の顔役がこれに相当する。

しかし、同じ権力者・権威者が長期間、意思決定の場に居続けることは、権力の腐敗や度を超えた拡大をもたらすものとアメリカ人は考える。ゆえに権力や権威は住民やメディアによって常に監視され、批判されなければならない。また、最高裁判所など他の権力機構によってチェックを受けなければならない。そして、権力を持つ者は選挙によって繰り返し住民の審判を受けなければならない。

確かに住民は政治の細かい状況を熟知しておらず、外国との秘密交渉がつきものの外交となるとますます具体的な状況はわからない。選挙の際には、有識者から見れば荒唐無稽とも思える主張をする政治家を住民が選ぶこともあり得る。それでも、住民のコモンセンスは次の選挙でより妥当な選択を可能にすると理解されている。短期間のゆらぎや紆余曲折は呑み込みつつ、次の機会に是正することが、長期的な自由を守ることにつながると考えている。

そして政治に関わる前者二つとは少し傾向を異にするが、自由の形の第三として、選択肢が複数あることを指摘したい。選択できるものが限られている場合、もしくは特定のものを選択するよう迫られている場合、アメリカ人は自由が奪われていると感じる傾向がある。

一九世紀半ばに医療の仕事に関心のある女性が、成績は十分だったものの女性であることを理由に医学部への入学が認められず、やむなく看護の道に進んだことは、自由な選択を否定するものと一部の女性は批判した。

二〇世紀前半、黒人学生が黒人大学に通う以外の選択肢を認められていなかった南部地域では、黒人学生たちは黒人だけの環境に安心感を覚える一方で、他の大学を選ぶ権利が認められていないことは問題であると認識していた。社会は、人々に特定の何かを選ばざるを得なくしたうえで、それを個人の選択の結果と突き放すことがある。それは本当の自由とはいえないとアメリカ人は考えるのである。

2　公衆衛生政策に対抗する自由の「論理」

†慣れと読み替えの繰り返し

病を防ぎ健康に暮らすことは、ほとんどの人が意識的に、また無意識的に求める人生の価値である。しかし特段の自覚症状がない時に、健康を維持したり増進したりするための行動を継続して行うのはなかなか大変である。

自分で決めたことは守りやすい、とは限らない。ダイエットも禁煙も定期的エクササイズも、普通はなかなか継続しない。辛い症状が改善する実感があるなら努力は続けられるが、高めの血糖値のような自覚できない症状を改善するため、あるいは健康状態をより高めるために、何かを我慢し続けるのは普通はつらい。

個人的なレベルでもそうなのだから、集団レベルでの健康維持と病の予防というのは、総論賛成、各論反対の典型になりがちである。現代の先進国では、通常の疾病予防対策として定期的に検診を受けるよう促し、ワクチン接種を勧奨し、地域住民の健康リスクをデータから抽出して健康教育を行うことなどが、保健センターなどを通して実践されている。また学校や職場で健康診断を行うことは、病気や異常の早期発見に役立っている。

しかし、人々はコミュニティの健康レベルの維持・向上のためにこれらを受け入れているとは限らない。健康診断や予防接種はむしろ自分のため、家族のためであると認識している。公共政策としての公衆衛生と、個人の予防医学が重なっている部分である。

公衆衛生対策の要素であるデータ収集と健康教育、そして行動制限は、住民が積極的に受け入れてきたものではない。むしろ、くり返し行われた教育と広報によって住民側が管理されることに慣れたこと、そして個人レベルの健康維持・増進と読み替えたことによって、ようやく定着したものということができる。

†新しい病気の出現と繰り返される抵抗

しかしそのような慣れと読み替えは、新しい公衆衛生対策が追加されるときにも素直に適用されるとは限らない。人は新しい病の情報に大いに警戒感を高めるが、その対策については警戒と抵抗を示す。ここまではどの国、どの国民でも同様である。そこで発生する抵抗の形は国によって異なる。抵抗のための論理、言語、方法は、それぞれの国の制度や国民のものの考え方や、それまでの歴史的経験に左右される。アメリカの場合は、前項で確認した自由の形が、抵抗の論理、言語、方法を作り上げていく。

パンデミックが発生すると、医療や公衆衛生専門家は独自のプロトコルに従って対応を行う。そして政府は、専門家と連携しながら、その疾病が住民にもたらす脅威の程度や拡散の速さ、対処方法、医療機関の対応力などの情報を集め、適切と考える方針を策定し発表する。アメリカで見られる抵抗は、まず「それはどうやって決めたのか」である。自分たちのことは自分たちで決めることを原則とするアメリカでは、情報公開や住民集会における丁寧な議論などそれなりの手続きを経ることを期待する。

しかし新型感染症は早急な対応が必要なため、この手続きは後回しとなるか、もしくは事後承認を求められる。住民にとっては、どこか遠いところで決められたことが自分たちに押しつけられるように思える。同意を取りつけるための手続きが十分に行われないまま公衆衛生政策が発動することは自由を侵害することと等しい、との論理がここで立ち上がる。

次に出てくる反応は「それは誰が決めたのか」である。パンデミックにおいて医療・公衆衛生専門家は権力であり権威である。彼らの専門知識は感染拡大を食い止めるために、また病に対処するために、大きな力を発揮する。だが、彼らは住民によって選ばれた権力者ではなく、長年の付き合いによって認められた権威者でもない。要するに、「専門家権力」はうさんくさいと住民は感じるのである。

誤解しないでいただきたいが、アメリカでは各種の専門的な知識を積み上げることが推進されており、研究機関には国内の精鋭だけでなく海外からの研究者も集まる。それらに対して政府や企業は積極的に助成金を支出する。医療に限らず、自然科学や心理学、社会科学、インターネットテクノロジーの専門知識への尊敬は高い。しかし、それらが自分たちの生活上の自由を制限する方向に働くとき、「よくわからない専門知識で一般人をけむに巻く」専門家に対する反発は大きくなる。

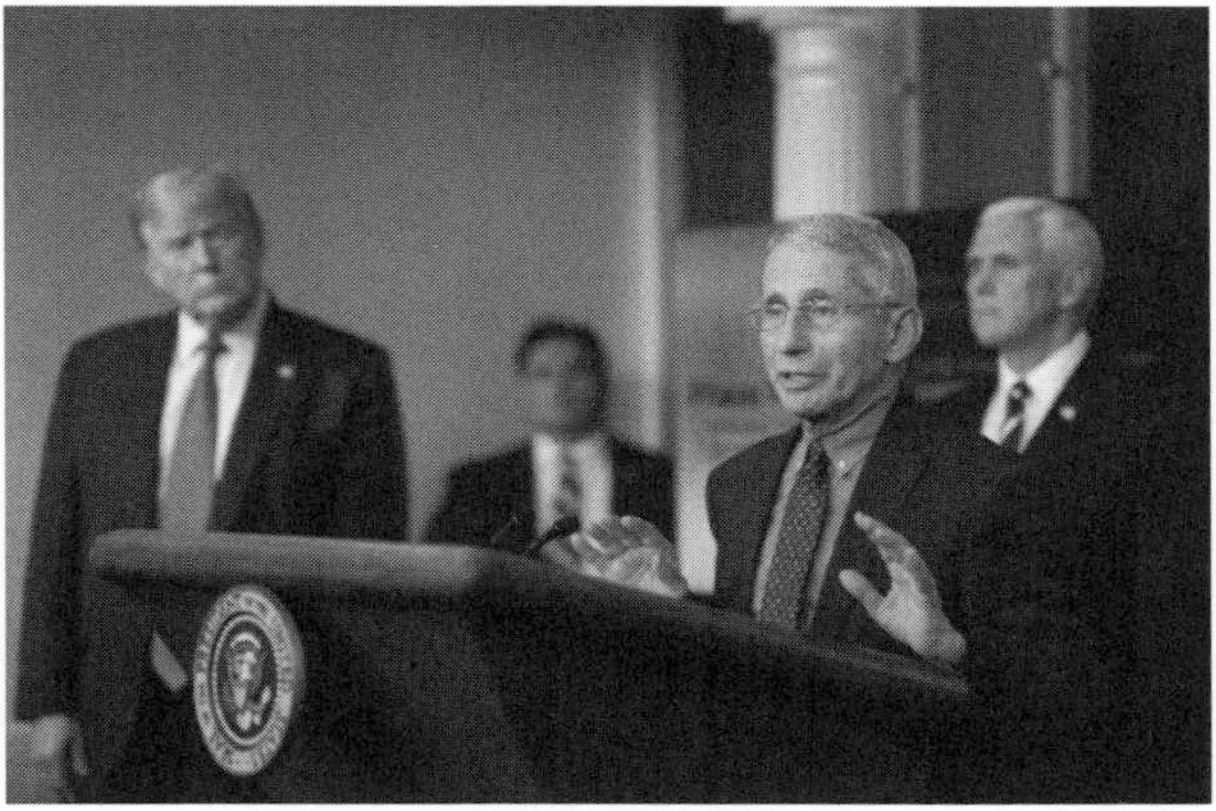

アンソニー・ファウチ国立アレルギー感染症研究所長とトランプ大統領　2020年４月16日　プレス・カンファレンス

そして、「それをしなければならないのか」という反応が続く。パンデミックを食い止める公共政策に、住民の選択肢はほとんどない。新興感染症の拡散を食い止めるために、検疫や隔離は即時行われる必要がある。健康な者が罹患しないように、マスク着用や外出制限などが指示されることもある。商店やレストランに営業制限も命じられる。学校は閉鎖となる。そしてこれらの制限を守らない者には罰金が科されたり、拘束が行われたりすることがある。ワクチン接種は個人の選択と言いながら、接種していない者のチェックが行われ、公共の場への立ち入りを制限されることがある。住民にとっては、また一部のビジネスにとっても、選択肢のない状況が作りだされるのである。

COVID-19のコントロールは、こういった状況が広域において極端な形で展開された、近年まれにみる現象だった。アメリカ人は罹患を警戒しながらも、これらの公共政策がどれだけの効果を上げるものか、それは社会的・個人的コストに見合うだけのベネフィットといえるのか、という問い直しを行ってきた。

ここまで広範囲ではなく、それほど世間の注目が集まるものでもないものの、小さな範囲ではこれまでさまざまな議論が行われてきた。アメリカではそれが司法の場で行われることがしばしばである。肥満を理由に企業での昇進を左右することは適切か。学校における体格測定や健康診断を拒否することができるか。ワクチン接種歴の提出を入学や入社の条件にすることは妥当か。これらを議論する際には、専門知識の妥当性が再検討され、個人に示されている選択肢が本当に選択肢になっているかが問われ、地域社会への影響度が吟味される。

裁判所は既存の法律や判例、そして医療・公衆衛生専門家の見解を参考意見として取り上げつつ、地域住民の権利と自由をどこまで制限できるかの判断を下していく。地域メディアはこれらを紹介しつつ論評を加える。そして地域住民はこれらについてSNSやブログでさまざまな意見を提示する。そこで公衆衛生政策に対抗して現れるのは、自分たちのことを自分たちで決められているか、政治や行政の権力は適切に監視されチェックされているか、選択肢はどこまで実質的なのか、という論理なのである。

3　自由のイデオロギーと政治制度

アメリカにおける自由と公衆衛生対策の相克の問題は、アメリカ的な自由のイデオロギーの論理に沿って語られる。それはアメリカの政治制度との相互作用がもたらしたものでもある。それでは公衆衛生は、アメリカの政治制度の中でどのように実行されているのだろうか。ここからは、アメリカの政治制度が公衆衛生対策をどのように難しくしているのかを検討する。

先に述べたように、アメリカでは「自分たちのことは自分たちで決める」という原則が、アメリカ的自由の根幹として歴史的に位置づけられている。アメリカ合衆国が一つの国家として成立するとき、それまでの植民地における地域的な伝統や習慣に配慮しなければ人々が統合に同意しない可能性があったことは、前節で述べた通りである。

そのため、連邦政府が対応すべき事項を明確化し、連邦政府はそれ以外の事項には介入しないという制度を憲法で定めた。連邦政府が対応できるのは、ざっくりまとめると戦争、外交、通商、郵便、課税、およびこれらに対応するために必要な事項のみである。憲法に定められただけでは人々は安心できなかったのか、憲法修正第一〇条において、連邦政府が持たない権限は州または人民に留保されているという念押しまでされている。それほど人々は連邦政府の権力が拡大することを警戒していたとみることができる。

自分たちの生活や習慣を知らない権力者が、どこか遠いところで自分たちの身の回りに関連することを決めることは、自分たちの自由に対する侵害になりうると説明された。この説明が、後のアメリカの政治的主張の枠組みと作法を作り上げていくのである。

†奴隷解放のロジック

公衆衛生とは少々ずれるが、アメリカ的自由のイデオロギーが制度変更に作用した例として、一九世紀半ばまで続いた奴隷制を見てみよう。奴隷制を採用するかしないかを決定するのは州である。連邦政府は奴隷制の禁止あるいは合法との法律を作ることはできない。なぜなら連邦政府に許された権限の中に、奴隷制に関する立法は入っていないからである。合衆国憲法に連邦政府の権限が列挙されたことによって、それ以外の事項である奴隷制のあり方に関して州は大きな権限を持つことになった。

そして、隣の州の人々がどれだけ批判したとしても、あるいは連邦政府が不満を持っていたとしても、自分の州の州民が適切な手続きで決めたことであれば、それは正当に成立したとみなされた。つまり、他州の「悪」は、その州の人々がそれは正しいと考える限り、誰も是正できないということになる。「自分たちのことは自分たちで決める」とは、このような経験を積み上げていくことを意味する。

しかしリンカン大統領が一八六三年に奴隷解放宣言を発出して奴隷を解放したではないか、という指摘があるだろう。それは半分正しく、半分誤っている。連邦政府は奴隷制について立法も命令もすることはできない。そして大統領は連邦政府の一部である。だから通常であれば、リンカン大統領は奴隷解放宣言を出すことはできなかった。

だが、この時は南北戦争（一八六一―六五）の最中である。戦争は連邦政府の管轄事項である。リンカン大統領は連邦軍最高司令官として、戦争を自軍の有利に導くためであれば、奴隷解放宣言を出すことができた。それは奴隷解放宣言の文言に明確に表れている。

「西暦一八六三年一月一日の時点で、その人民が合衆国に対する反逆状態にあるいずれかの州もしくは州の指定された地域において、奴隷とされているすべての者は、同日をもって、そして永遠に、自由の身となる」（傍点筆者）。要するに、リンカン大統領は敵である南軍の領地の奴隷を解放すると宣言したのであり、敵対していない地域の奴隷を解放するとは言っていない。ここには奴隷制を採用しながら北軍側に残った州への配慮がなされていると同時に、奴隷制を維持したければ降伏せよという含意もあった。それゆえ南北戦争終了後、連邦政府はあらためて憲法を修正し、合衆国全土の奴隷制の廃止を明確化する必要があったのである。

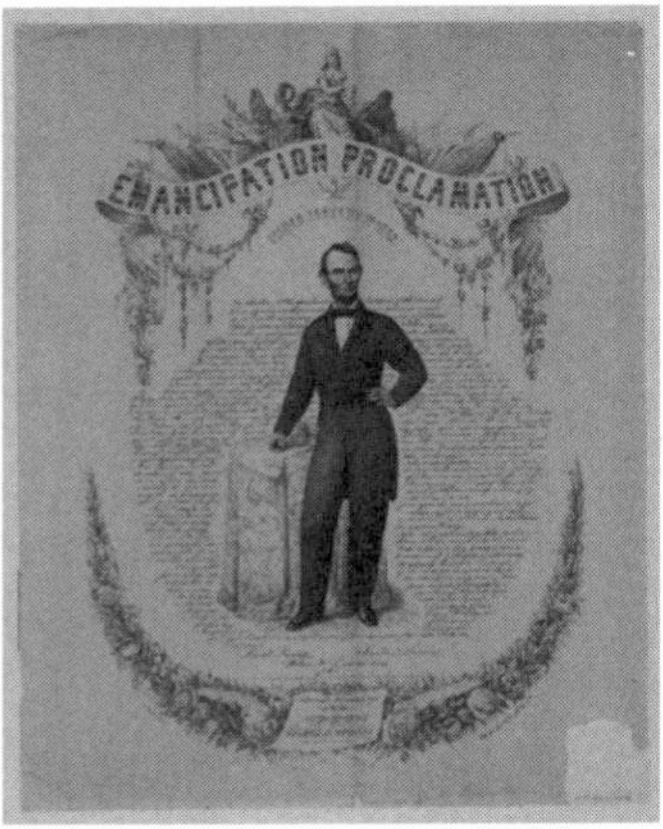

奴隷解放宣言を伝えるグラフィックアート、作成日時不明、アメリカ議会図書館

ここで強調したいのは、「自分たちのことは自分たちで決める」という建国時に確認さ

れた自由の形が、政治体制の中に強固に組み込まれ、七〇年以上たった南北戦争時にも尊重されていたこと、そして奴隷の自由獲得さえもその政治体制の中で形式を整えながらようやく実現したということである。南北戦争に敗北した南部諸州は、連邦軍の地域内駐留という「脅し」を受けて渋々憲法修正をのみ、奴隷を解放した。

しかしこの経験は、南部諸州において「自分たちのことを自分たちで決める」という自由の原則を曲げたもの、自分たちが望んでいないのに押しつけられたものとして語り継がれていく。奴隷の自由獲得と自治がもたらす自由を並列するのは奇妙な話のように思えるが、アメリカにとって、特に奴隷制廃止を飲まされた南部諸州にとっては、自治がもたらす自由には一層の価値が読み込まれていくことになる。これが歴史的文脈をもった価値となっていく。

†通商権限と食肉検査法

ところでテクノロジーの発展と交通インフラストラクチャーの充実が進行した一九世紀末、この連邦制の形は大きな挑戦を受ける。州がそれぞれに地域の最善として何かを決定しても、本質的な改善にならないことが次々に発生したのである。ある州が禁酒法を作ったとしても、他の州で酒類の販売が行われている場合、人はメールオーダーで酒を購入することができるようになった。鉄道網が拡大し、物の移動が活発になり、小切手による支払いシステムが整備されたことで、通信販売ビジネスが成長したからである。

同様に、ある州が缶詰生産にあたってさまざまな衛生規制をかけたとしても、他の州では規制が緩いままだったら、値段の安さにつられてメールオーダーで衛生規制の緩い州で生産された缶詰を購入する人が増える。その結果、食あたりを起こすこともあれば、缶詰をあけてみたら虫が入っていたということもある。

一八九八年の米西戦争時には、キューバに展開したアメリカ軍兵士のために用意された肉の缶詰に防腐剤としてホウ酸が添加されていたため、それを食べた兵士が次々に中毒を起こし、死者まで出たという事故が発生した。統一的な規制が必要なのではないか、そのためには連邦政府が何らかの対応をするべきではないか、という声が二〇世紀初頭には大きくなる。

ところが先に見たように、連邦政府は管轄できる分野が限られている。戦争や外交、通商は連邦政府が政策を打つことができるが、衛生や医療はその分野の中に入っていない。人々の規制を求める声が大きくなる中、連邦政府は管轄分野を拡大するのではなく、何ら

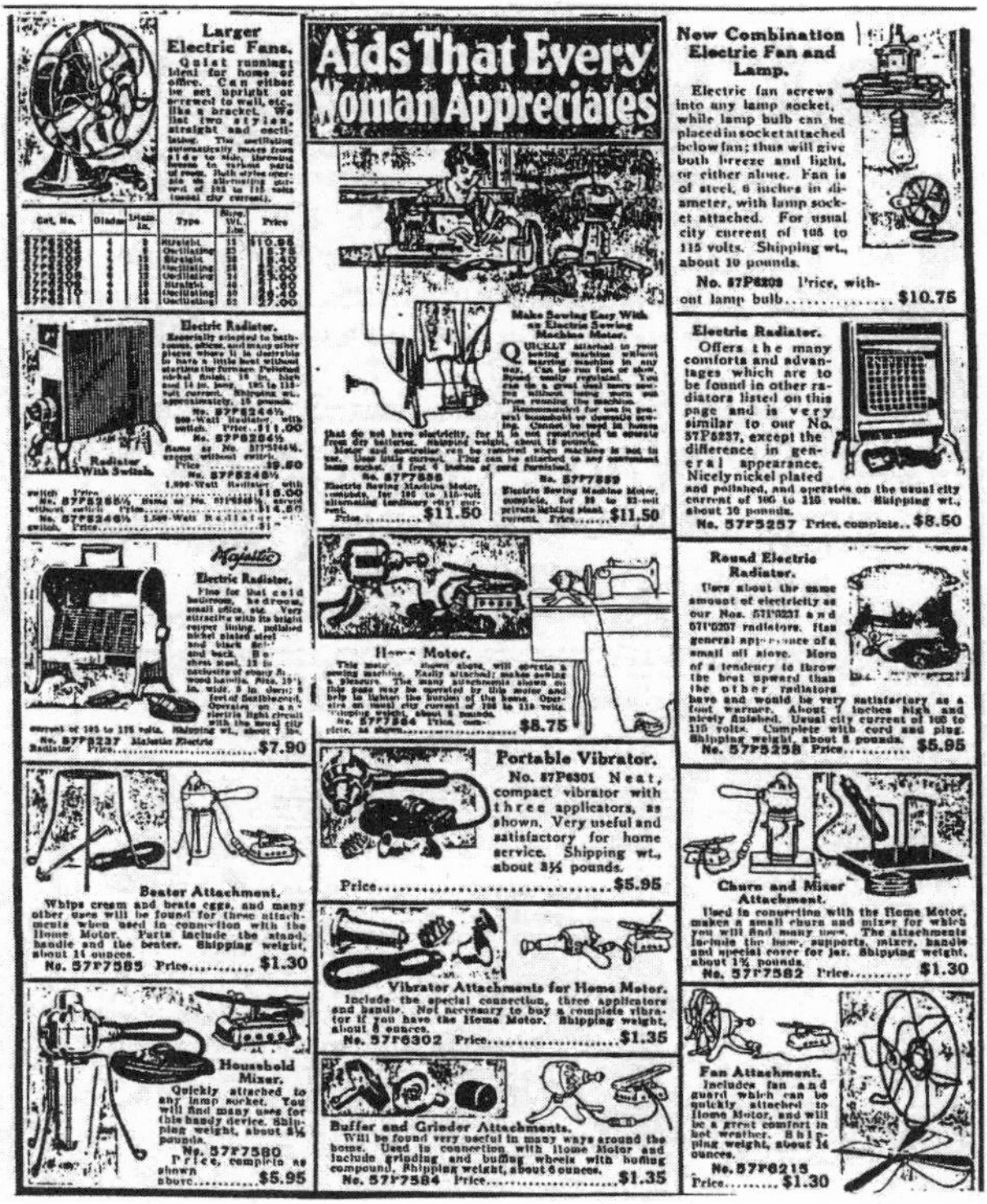

20世紀初頭に大きな人気を博したシアーズ・ローバック社の通販カタログ
1918年

かの工夫でここを乗り越えようとした。それが連邦権限の一つ、通商権限とのリンクである。

通商権限とは、基本的には外国との貿易や先住民との交易、そしてある州から別の州への商品の流通について、何らかの規制や対策を行うための権限である。もともとは密輸の取り締まりや関税の設定などが想定されていた。しかし一九世紀末に商業圏が拡大し、また人々の間で衛生への関心が高まるにつれ、通商権限は商品の流通だけでなく生産の仕方にも規制を及ぼすようになった。

たとえば一九〇六年の食肉検査法は、食肉工場における衛生管理を目的にした連邦法である。この法律には、食肉の生産にあたって病気の牛や豚を使用してはならない、精肉加工を行う場所ではネズミの侵入や天井からの雨漏りなどを防ぎ清潔を保たなければならない、缶詰に加工する際には不適切な添加物を入れてはならない、などの内容が書き込まれている。この法律は、加工食品生産に初めて連邦政府が衛生基準を設定したものである。

それまでも同様の法律はいくつかの州で制定されていたが、食肉検査法によってアメリカ全体にこの規制の網をかけることが可能となった。とはいえこの連邦法は通商権限に基づいているため、一つの州から別の州へと輸送される商品にのみ効力を持つにすぎない。

つまり、ある村で牛を解体し、それを同じ州内の都市に売る際には適用されない。そこは州法で対応する必要がある。

このようなやり方は、国民全体の食品衛生管理という点では問題がある。どう考えても連邦政府が食品の、そしてそれ以外の公衆衛生分野を一元的に規制するほうが効率がよい。しかし二〇世紀初頭のアメリカ人はその方法を選択しなかった。あくまでも「自分たちのことは自分たちで決める」という原則を守りつつ、必要な部分のみを連邦政府の通商権限を用いて規制するという形を維持したのである。

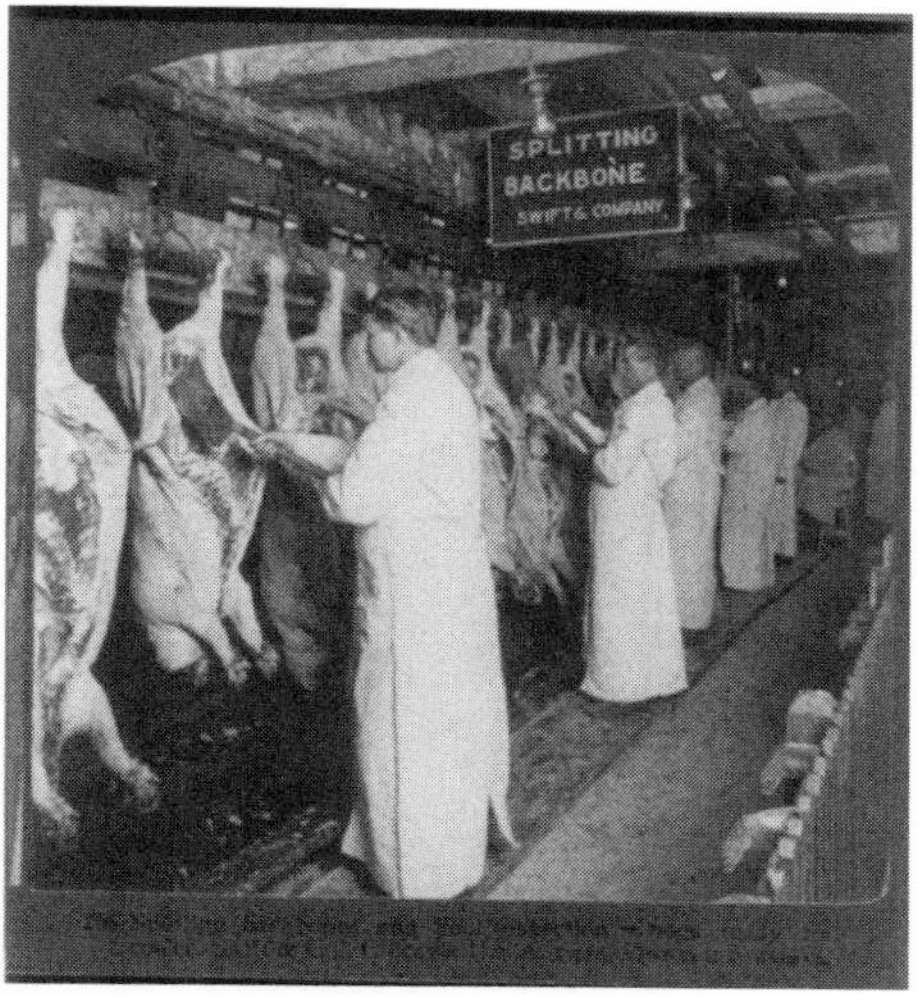

シカゴの食肉加工場を検査する検査員　1906年

この食品衛生管理の形は、同じく連邦法の純正食品薬事法（一九〇六）と共に、追加や修正を加えつつ現代にいたるまで維持されている。現代の食品は加工食品やスナック菓子、飲料だけでなく野菜や果物まで、自州以外で生産されたものの割合が格段に大きくなっているため、連邦法で規制をかければほとんどが対象になる。

また現代の消費者は、不衛生な環境で生産された食品や腐敗した食品が売られることを許容しない。その意味では州と連邦の権限の間に落ちる食品についてはほとんど考慮しなくても良いのかもしれない。とはいえ地域のファーマーズ・マーケットでジャムやパイなどの加工食品が販売されるときには、州の衛生規則が適用される。州もまた食品衛生管理に責任を負っていることは間違いない。

4　連邦と州の役割の相克――州際通商を規制する連邦、住民の健康管理を統括する州

前節では自由のイデオロギーがどのように働くのかについて解説した。本節では、政治制度と自治のイデオロギーが公衆衛生の動きをどのように推進しまた阻害するのかについ

て、検疫・隔離・行動制限の視点から歴史的に振り返るとともに、二〇二〇年以降のCOVID-19について検討する。

†一九世紀末の検疫と隔離

先に説明したように、アメリカの連邦政府は医療や公衆衛生について直接関与することはできなかった。現代はさまざまな法理論上の工夫を積み重ね、また連邦補助金を通して多少の介入をするようになったが、二〇一二年の医療保険改革法、通称オバマケアに対して連邦政府の権限逸脱との批判が相次いでいるのを見ると、全てのアメリカ人が納得しているとは到底思えない。「自分たちのことは自分たちで決める」州権論は、アメリカ的自由の保障としてまだ健在である。

実際、州はさまざまな公衆衛生対策を打つことができる。ワクチン接種の義務化、保健所の設置、学校での健康診断の制度化など、厳しくもできるし、緩くもできる。その按配は州の住民の考え方に左右される。一九世紀前半の人の移動がまだそれほど広範囲に及んでいない時代は、それで十分だったともいえる。もちろんこれは、公衆衛生対策というものが現代と比較して非常に少なかった――隔離、検疫、埋葬方法の規定程度――からこその「十分」さであった。

しかし、一九世紀半ば以降の鉄道の延伸、産業の発展、流通の活発化は、同時に病の拡散も引き起こすことになった。適切に処理されていない肉の缶詰が販売された例は先に見たところだが、それ以外にも、例えば天然痘に感染したもののまだ発症していない人が、それに気づかないまま長距離鉄道で移動し、同乗した乗客や乗務員、駅で接した人々に感染させる例があった。

天然痘ワクチンの接種が進んでいる州では患者の発生はかなり抑えられていたが、接種を勧奨していない州では流行を繰り返しており、そこからの移動者がワクチン奨励州の中でもまだ接種していない子供や接種を拒否した人に感染させた。複数の鉄道路線が乗り入れる中西部の大都市シカゴでは、旅行者やビジネス客、鉄道労働者などから突如として感染が始まったことが、シカゴ市公衆衛生局の報告書に記録されている。

天然痘以外にも、麻疹《はしか》が鉄道路線沿いに拡大していった例もある。州ごとの対策にまかせていると、ほとんど対策が進んでいない州からの病の流入を食い止めることは難しかった。

このような急性感染症の流入が起きた場合、州は検疫と隔離で対応した。州が行う検疫とは、急性感染症が集団発生した町や市の地区を封鎖することである。これは州が直接命じることもあれば、市や町が命じることもあった。市外に通じる道路には警官が配置され、健康であることを証明できない人の通行は禁止された。鉄道も進入禁止となるか、あるいは駅での停車を拒否され通過だけが許されることになった。

また、感染が疑われる人を医療施設に収容したり、自宅で家族ごと外出禁止としたりという隔離が行われた。市や町、州が独自に判断するということは、当事者がその気になれば地域の事情に合わせたスピーディな対応が可能になることを意味する。

しかし、これらを厳密に実施することは不可能だった。港湾検疫とは異なり、道路の検疫は人の移動を完全に遮断することはできない。どうしてもその町に入りたい人や出ていきたい人は、道路を使わずに移動することが可能であるし、実際農地や草原を突っ切る者が相次いだ。自宅隔離を命じていても、発症していない家族が窓から出ていくのを止めることは難しかった。動員できる警察官の数には限りがあったからである。

そして地域のビジネス界は検疫と隔離に反発した。人が移動できなければ労働者は出勤できず、商品の生産だけでなく発送にも困難をきたす。さらに、検疫地域のレッテルが商売に悪影響を及ぼす。あの地域で生産された商品、というだけで売れ行きが低下するからである。ビジネス界は地域の政治家や地元の新聞社に手紙を書き、また商工会議所などに市の担当者を呼んで、検疫と隔離の措置をできるだけ速やかに撤廃するよう圧力をかけた。

検疫と隔離に急性感染症の拡大をある程度食い止める効果があることは、公衆衛生関係者でなくても承知していた。だからこそ自分の住む町に天然痘や黄熱病が集団発生した場合、多くの人々は検疫と隔離をやむを得ないものとして受け入れたし、遠くの街で発生した場合には州が検疫を強化すべきと声を上げた。

しかし、隣町に急性感染症患者が集団発生した場合はそう単純にはいかなかった。すぐに自分の町との往来を禁止すべきであるという声と、ビジネスに影響するから規制するな、あるいは親族の看病のために移動させろという声が交錯した。一九世紀後半は、まだ感染症の発症原因が一部しか解明されておらず、一般人の多くは病気の原因を不潔、悪臭、不道徳、発症者との接触と考えていた。

一九世紀末になっても、病原菌や寄生虫の知識は専門家と都市の教養層に浸透したに過ぎなかった。そして、労働者層にはまだ有休制度や休業補償はほとんど適用されておらず、仕事をしないことは即ち賃金減少を意味した。このような状況の下では「自分たちのことは自分たちで決める」政治制度が公衆衛生対策にネガティブに働くことは避けられない。

一九世紀末の鉄道の時代にアメリカが直面した急性感染症拡大は、人々に大きな被害をもたらした。予防法がまがりなりにも確立しているのは天然痘だけであり、治療法はほぼなく、対症療法も限られていた。医師の数が少ないため医療にアクセスできないという問題はあったが、天然痘やコレラ、麻疹、黄熱病などに感染した場合、医師にできることは

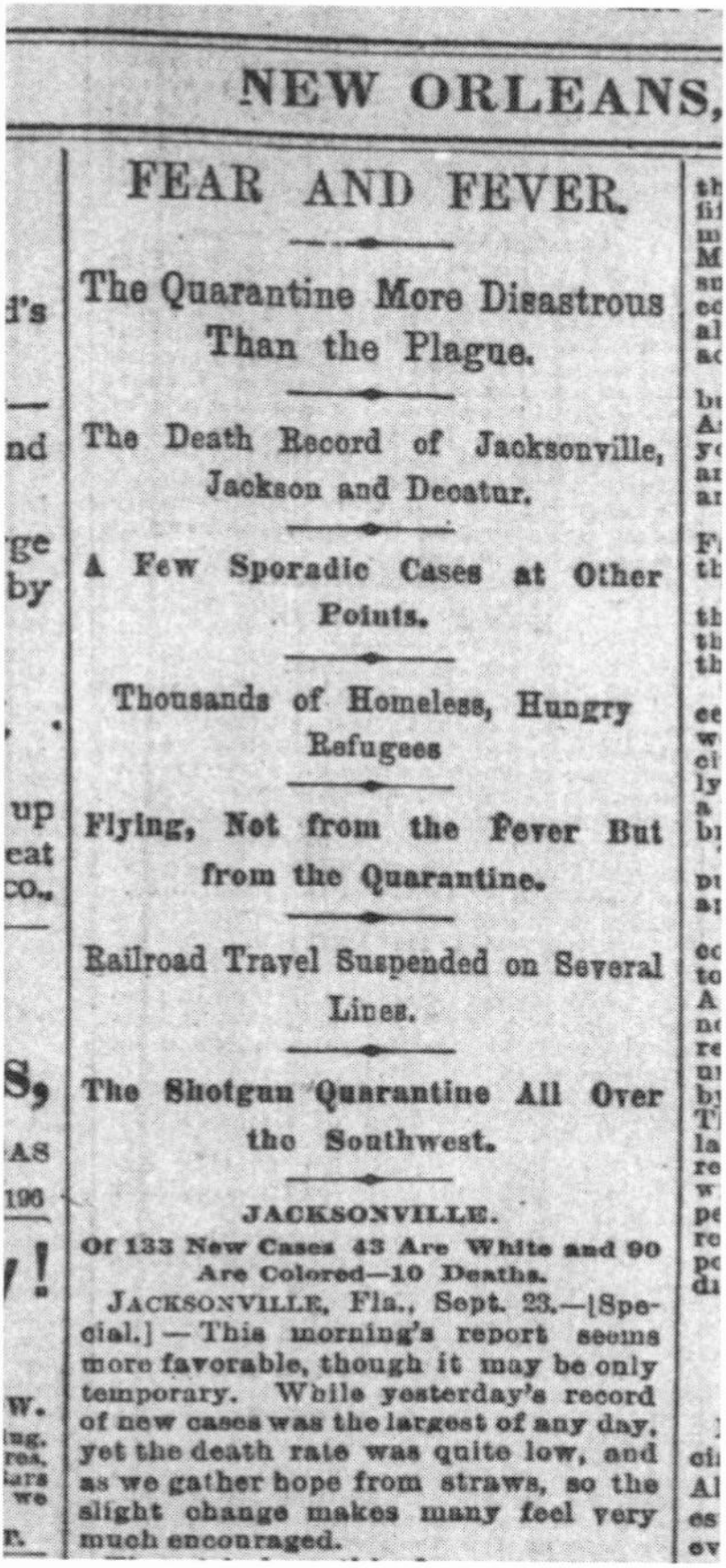
NEW ORLEANS,

FEAR AND FEVER.

The Quarantine More Disastrous Than the Plague.

The Death Record of Jacksonville, Jackson and Decatur.

A Few Sporadic Cases at Other Points.

Thousands of Homeless, Hungry Refugees

Flying, Not from the Fever But from the Quarantine.

Railroad Travel Suspended on Several Lines.

The Shotgun Quarantine All Over the Southwest.

JACKSONVILLE.

Of 133 New Cases 43 Are White and 90 Are Colored—10 Deaths.

JACKSONVILLE, Fla., Sept. 23.—[Special.]—This morning's report seems more favorable, though it may be only temporary. While yesterday's record of new cases was the largest of any day, yet the death rate was quite low, and as we gather hope from straws, so the slight change makes many feel very much encouraged.

検疫と移動制限を批判するニューオリンズの新聞、*The Times-Picayune*　1888年９月24日

ほぼなかった。実際には医師は瀉血《しゃけつ》や下剤投与、水風呂療法で懸命に「治療」したが、現代の医療から考えれば、これらはむしろしないほうが良かっただろう。

結局は検疫と隔離、そして天然痘ワクチン接種の政治的決定と実行が、コミュニティの防衛という点で効果が期待できるものだった。しかし、それが地域単位で行われる制度の下では、地域住民の病に関する知識と経済利害に大きく左右されてしまうのである。

†COVID-19と連邦政府

新規急性感染症の拡散を食い止めることが困難なのは、予防手段が増えてきた現代でも変わらない。二〇一九年末から拡散したCOVID-19は、世界に大きな被害をもたらした。その中でもアメリカは、感染者数、死亡者数ともに世界一となった（二〇二二年現在）。もちろん人口比で計算しなおせば一番ではないが、先進国の中で突出していることには変わりない。なぜこのような事態になったのか、現在さまざまな角度から検討が繰り返されている。ここでは政治制度に関連するいくつかの事項の中から検疫と隔離、行動制限に限って検討する。

まずは、COVID-19に対する初期の政府対応について確認しておこう。

二〇一九年一二月ごろ中国湖北省で発生した新型肺炎の拡散懸念を受けて、WHOは二〇二〇年一月三一日にPHEIC（国際的に懸念される公衆衛生上の緊急事態）宣言を発出した。二月二日、トランプ大統領は公衆衛生上の非常事態宣言を出し、中国からの到着便に搭乗していた旅客の一四日間の検疫・隔離を発表した。

しかしながら新型肺炎はヨーロッパ諸国で感染・死亡が相次ぎ、アメリカ国内でも海外旅行歴のない人の感染がカリフォルニア州、フロリダ州、ジョージア州、ウィスコンシン州、マサチューセッツ州など、隣接していない地域で複数確認された。

WHOは三月一一日にパンデミック宣言を出し、三月一三日にはアメリカで国家非常事態宣言が発出された。ちなみにそれに先立つ二月一一日に、WHOは新型肺炎にCOVID-19（Coronavirus Disease 2019）との名称をつけている。ヨーロッパでの感染拡大が落ち着き始めた四月から五月にかけて、アメリカでは急速に感染者数が増え、一日の死者数が二〇〇〇人を超えた。

この間、検疫と隔離、移動制限はどのように行われていたのか。まずは水際対策が強化された。中国からの直行便でアメリカに到着する予定の外国籍の人々、および過去一四日間に中国を訪問した外国籍の人々（永住権保持者を除く）の入国拒否が発表された。アメリカ国民とその家族（外国籍含む）、永住権保持者、航空機乗務員については、健康状況調査と入国後二週間の隔離が行われた。三月一三日の国家非常事態宣言までは、通常の検疫と隔離業務の中で最も重いレベルの対応がなされていた。

しかしこの段階では、感染拡大が報道されていたヨーロッパからの入国者に対しては、発熱者や体調不良者のチェック以外の制限は課されなかった。国家非常事態宣言以降は、中国に加えてヨーロッパ二六カ国からの外国人入国制限と、クルーズ船の出入港禁止措置が取られた。また三月二六日からは、カナダやメキシコとの間の往来を必要不可欠な場合にのみ許可するものとした。SARSや鳥インフルエンザ発生時に小規模な検疫・隔離措置を行ったことはあるが、これほど大規模な入国制限は一九一八年から一九年に発生した「スペイン風邪」時以来のものであった。

これらは連邦政府の通商権限に基づいて、CDC（Centers for Disease Control and Prevention, アメリカ疾病予防管理センター）が対応したものである。通商権限である以上、外国からの入国者（アメリカ人、外国人問わず）と、外国や国内の複数の州をめぐる船、そして複数の州を運行する鉄道や長距離バスがCDCの対応する現場になる。

ところがCDCによる各種制限と検疫・隔離の実施は外国との往来に限られており、国

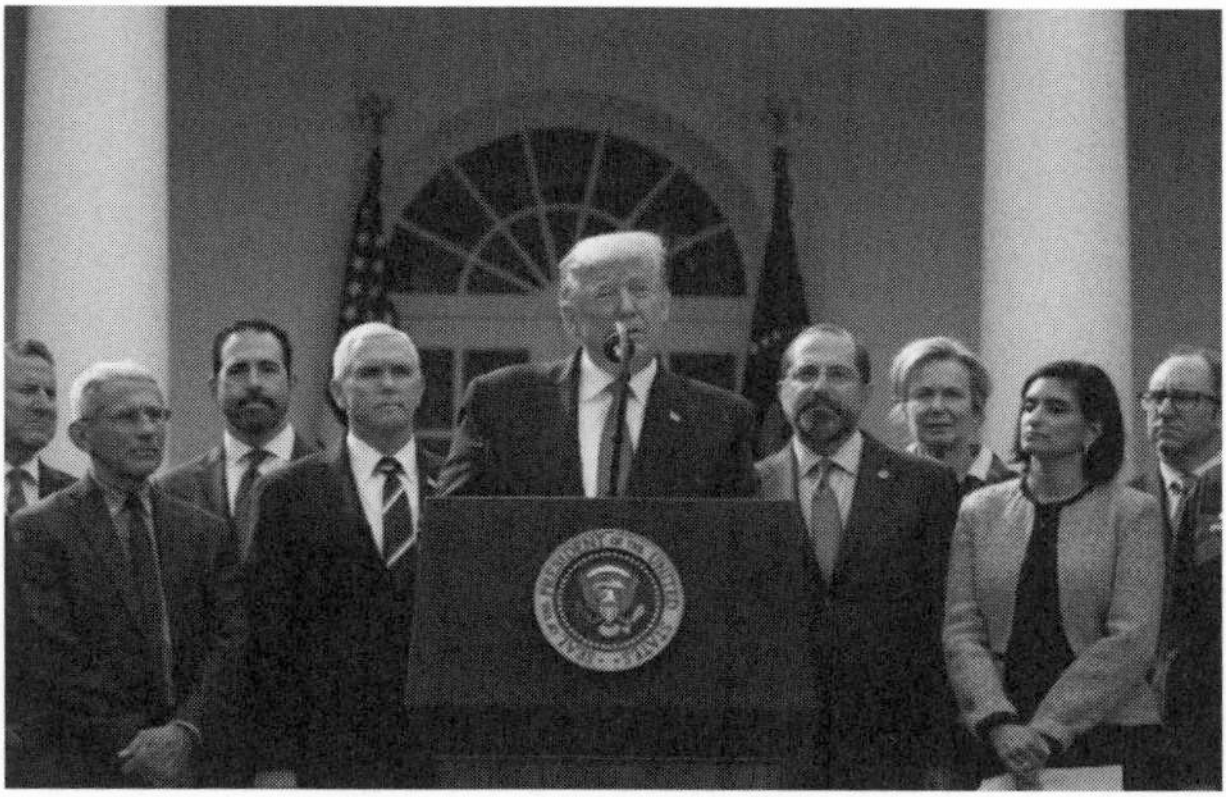

国家非常事態宣言を発表するトランプ大統領　2020年３月13日　この段階では国立アレルギー・感染症研究所のファウチ所長（前方左）をはじめ誰もマスクを着用していない。

内を運行する鉄道と長距離バスについては二〇二一年一月末にマスクの着用を義務化したに留まっている（二〇二二年四月に裁判所命令により撤回）。国境コントロールは行ったものの、連邦政府が権限を持つ州間交通については特別な対策は行っていなかったことがわかる。

ＣＤＣは各州に情報提供と勧告を行う役割も負う。それらは検疫・隔離の推奨から、疾病の予防・診断・治療・薬剤情報まで多岐にわたる。三月二八日にＣＤＣは、感染者数が増加していたニューヨーク州、ニュージャージー州、コネチカット州に対し、その住民に不要不急の国内旅行を自粛させるよう助言している。つまり、ＣＤＣは連邦政府の通商権限をもとに個人の国内移動を規制することは避け、州の権限による幅広い規制に任せたと考えられる。

✝ニューヨーク州の対策

先にも述べたように、公衆衛生に関する州の権限は多岐にわたる。移動制限、外出制限、商店などの営業時間制限や休業命令、学校の休校など、地域の状況に応じて細かく規制をかけることができる。これらはCDCの勧告がなくとも州の判断で行われる。ニューヨーク州のアンドルー・クオモ知事はCDCの国内旅行自粛勧告前の三月七日に州非常事態宣言を出し、多人数での集会の自粛や高齢者施設への訪問自粛を呼びかけた。トランプ大統領が発した国家非常事態宣言よりも前であることに注目してほしい。

同月には特定地域の学校閉鎖とレストランの休業、エッセンシャルワーカーを除く在宅勤務、自宅隔離への移行が発表されていく。感染拡大が止まらない三月末から四月にかけては、州全域の学校閉鎖、ステイホーム、小規模集会の禁止、生活および医療必需品以外の生産工場の操業停止、外出時のマスク義務化が発表された。これらは地域の感染状況やビジネス界の要望を考量しながら発せられた指導であると州担当者は説明する。

とはいえ、州による幅広い感染拡大防止措置が市町村の実感と合致しない場合、大きな政治的、心情的混乱を引き起こすことがあるのも、ニューヨーク州が示している。ニューヨーク州の中でも、ニューヨーク市は感染者数・死亡者数が多く、また医療機関の逼迫度合いも深刻であり、専門家はより強い措置が必要とのメッセージを発し続けていた。

ビル・デブラシオ市長も、行動制限の範囲拡大や、より確実な実施のための強制措置を発表しては、クオモ知事と衝突した。とりわけ感染の波が収まりだした四月末以降、できるだけ早く通常の市民生活を回復させたい州と、行動制限を継続したい市の間で、何度も対立が発生している。

もともと意見の食い違いが多かったニューヨークの知事と市長のCOVID-19対策をめぐる泥沼の争い、特に公共の場での批判合戦は、市民の不安と混乱を招くことになった。蔓延地域の教会やシナゴーグでの集会、レストランの営業、学校への通学を、市長は禁止の意向を示し、知事は人数制限を課して許可する。制限を適用する地域についても、市長と知事は異なる判断を下す。

そのたびに市民は店を開いていいのか悪いのか、子供が通う学校は開くのか閉まったままなのか、頭を悩ませることになる。[2] かつてデブラシオ市長の助言者を務めたアーウィ

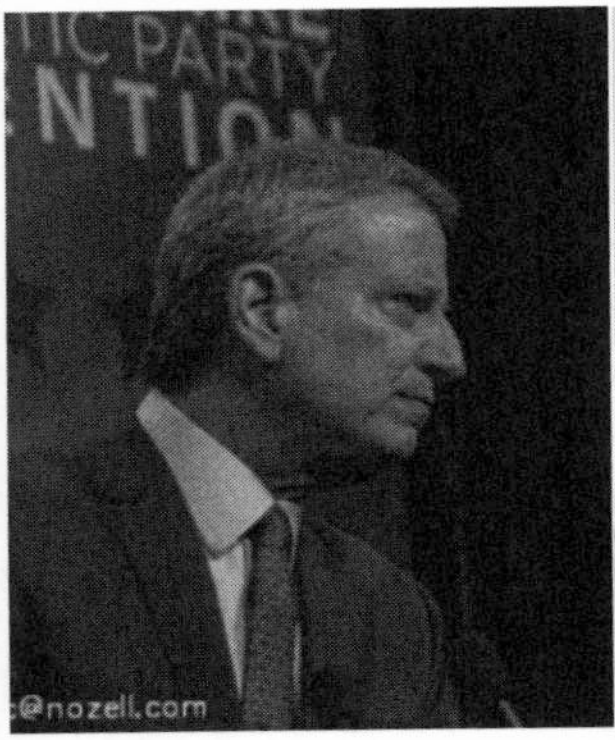

デブラシオ市長

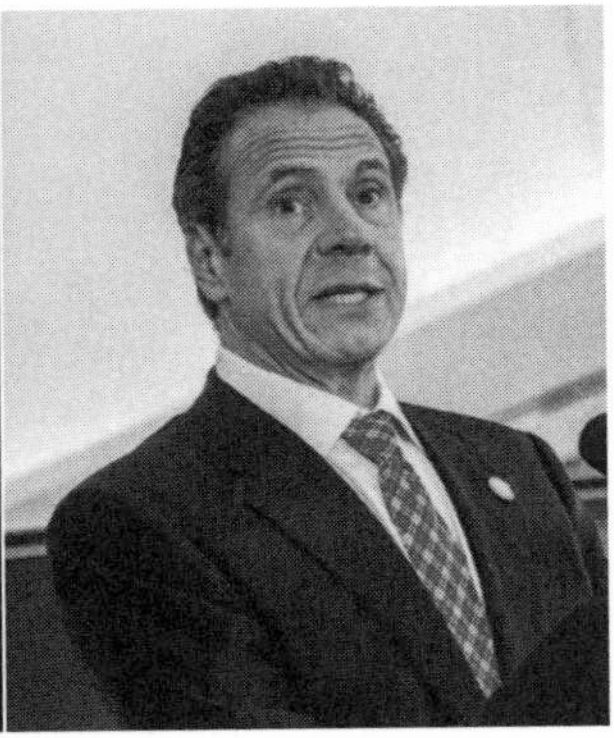
クオモ知事

ン・レドレナー博士は厳しく批判する。「知事の決定を市長が覆すことは許されない。もしも知事と市長の意見が食い違っているのなら、知事は市長を呼び出し、結論を出せ、（密室で）怒鳴りあえ。しかしそれを公共の場で行うべきではない[3]」。

クオモ知事は州という、より広い領域のコントロールを念頭に置き、公衆衛生上の利益とビジネスや社会の利害を考慮して判断を下す。ニューヨーク州は大都会から広大な農業地帯まで、地域の経済状況や感染状況は多様である。考慮しなければならない事案は多岐にわたる。デブラシオ市長は人口稠密なニューヨーク市の状況を改善し、医療崩壊を避けるという使命を負う。経済、雇用、子供の教育、医療、人心の安定などを考慮して決定を下すのはどちらも同様だが、考慮する中身が異なっている。

そして州と市の判断が食い違った場合、州の判断が優先する。しかしニューヨーク州とニューヨーク市の対立は、「自分たちのことは自分たちで決める」という論理を背景に、市の側の強硬さが際立っていた。二〇二一年三月一八日の記者会見でデブラシオ市長は次のように述べた。「ニューヨーク州は、ニューヨーク市や市の保健専門家、他の地域の話を聞くことなく（COVID-19関連の）決定を下し続けている。だからこそ地域で決定することが必要なのだ。」[4] これだけを読むと論理が飛躍しているように思えるが、アメリカ的自由のイデオロギーの根幹である自治の原則を念頭に置くならば、よくわかる発言である。

アメリカの政治制度では、パンデミックへの対応は連邦と州がそれぞれの役割を担う。COVID-19の行動制限と検疫・隔離では、連邦は通商権限に基づく入国管理と情報提供、州は住民を守るための幅広い対策を実施した。それらが住民の協力を得て一定の効果を上げたのは確かである。

しかし、そもそも行動制限には無数の抜け道があり、住民の危機感が個人によって異なる場合に完全に統制することはできない。さらに、人口稠密地域では危機感が高まり、人口密度の低いところでは正常化への要望が高まるように、地域によって事情が異なるとき、大きな視点から見て地域単位での意思決定が最適解をもたらすとは限らない。

COVID-19の対策に関する包括的な検証はこれからの作業となるが、その際には、貧富の格差や医療保険制度に加えて民主主義社会における分権的制度の功罪も俎上に置かれることになるだろう。しかしアメリカ的自由の根幹に据えられている「自分たちのことは自分たちで決める」制度が、たとえ公衆衛生上の危機に関する部分のみであっても変更されることは考えにくい。天然痘、コレラ、黄熱病、インフルエンザなど、パンデミックはこれまで何度も発生し、多数の犠牲者を出し、連邦による包括的対策の必要性が議論され、そして否定されてきたからである。

また、隔離・検疫・行動制限が個人の行動の選択肢を奪うものであることは事実である。これがマスク着用やワクチン接種の義務化と組み合わされたときには、そしてその命令が公衆衛生専門家から直接発せられたように装われたときには、アメリカ人の反発は自由のイデオロギーに基づくものになる。

公衆衛生対策は、科学的な知見のみに基づいて立案されているわけではない。立案の際にはビジネスや教育、社会規範、政治文化の強い影響を受ける。パンデミックが社会に与える不安は大きい。一方で、行動制限がもたらす生活や子育ての不安も大きい。さらに患者が殺到する医療現場の苦境が重なる。どのような決定を下しても何らかの不満が噴出することは避けられない。そこで必要になるのは、医療や科学の専門家の知見をもとに構築された政治的配慮であり、決定の政治的責任を負う政治家のメッセージ発信なのである。

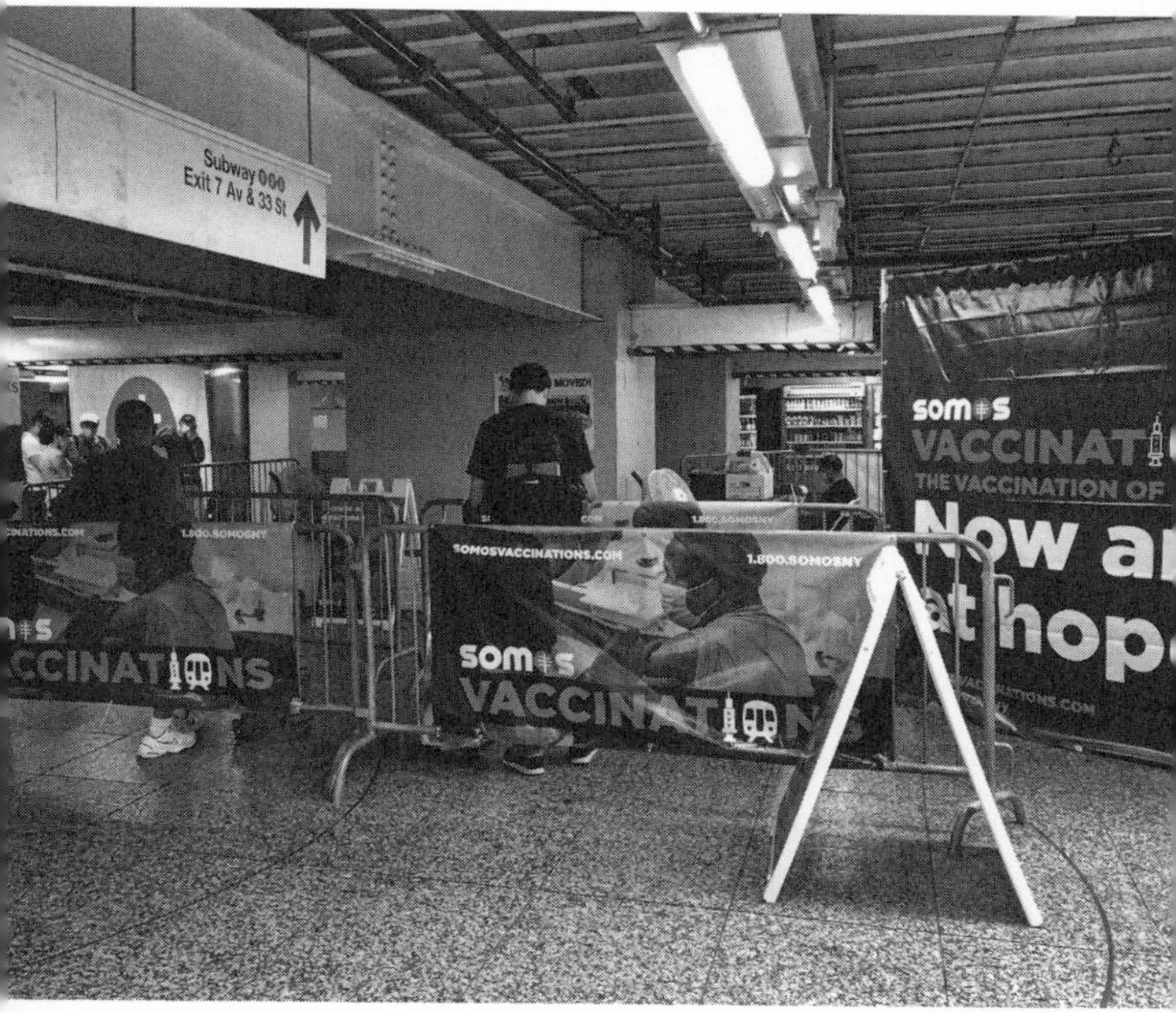

第 三 章

ワクチンと治療薬
——科学と自然と選択肢

ニューヨーク市ペンシルヴァニア駅に開設されたワクチン接種所、2021年

1　疫学転換とワクチン

一九世紀後半からの医学研究の発展は、人類と病との関係を大きく変容させた。ワクチンはジフテリアや百日咳など子供の命を奪う病気を激減させ、乳児期から幼児期の健康リスクを低下させた。「魔法の弾丸」と呼ばれた抗生剤は、長らく人類を苦しめてきた連鎖球菌感染症や結核など、いくつもの細菌感染症に驚くべき効果を発揮した。

たとえば出産時の細菌感染によって発症する産褥《さんじょく》熱による死亡は現代のアメリカにも存在するが、一〇〇年前に比べれば発症数も死亡数もかなり低下している。一九二〇年代前半は産褥熱による死亡は年間約一万件記録されているが、現代では概して一〇〇〇件を切っている。この数字は単純に比較しても意味がない。なぜなら、一九二〇年と二〇二〇年では出生数が異なる（後者は前者の約一・四倍）だけでなく、一九二〇年は病院で出産する割合が低いため産褥熱による死亡が死亡統計に反映されておらず、また統計をとる地域ととらない地域が混在していたからである。

疾病統計や死亡統計を制度化するかどうかは州が決めていたため、一九三〇年までは統計は全国をカバーしていなかった。これらのことを考えると、一九二〇年の産褥熱による死亡は疾病統計に記載されている数字の少なくとも二倍にはなっていただろう。

アブデル・オムラン（一九七一）は、病と人類との関係の変化を三段階に整理した。「疫病と飢饉の時代」、「パンデミック減少の時代」、「慢性疾患の時代」とまとめられた時代は、それぞれ多産多死の時代、多産少死の時代、少産少死の時代と対応する。この大きな転換を「疫学転換」、「人口転換」と呼ぶ。門司和彦（二〇二〇）は日本における三段階について、「疫病と飢饉の時代」をおおむね明治時代まで、「パンデミック減少の時代」を大正から一九五〇年代まで、そして結核による死亡が減少した一九五〇年代以降を「慢性疾患の時代」とする。

アメリカでは、日本よりも早い一八七〇年代あたりからパンデミック減少の時代に移行したと判断される。とはいえ大都市と農村地域に、また富裕層と貧困層に大きな違いがあったことは事実である。また「慢性疾患の時代」とされる現代でも、感染症はいたる所で発生している。加えて、いわゆる発展途上国ではこれら三段階すべてが一国の中でモザイク状に混在しているし、グローバルなパンデミックの脅威も去ったわけではない。

ワクチンと抗生剤は、「パンデミック減少の時代」を加速した。パンデミック減少とは、天然痘、コレラ、麻疹、結核、感染性胃腸炎、敗血症などの感染症の脅威が減少していくことを意味する。この減少には上下水道の整備、衛生知識の普及、個人の所得増加に伴う栄養状態の改善、医療現場での消毒薬の使用など複数の要因が関係しており、ワクチンと抗生剤だけがこれを引き起こしたわけではない。さらに、かつて大きな被害をもたらした急性感染症が、何らかの原因で弱毒化したり、地域から消滅したりする例もある。

蚊が媒介する黄熱病は一八世紀から一九世紀のアメリカ南部に大きな被害をもたらし、ボストンやニューヨークなど比較的冷涼な地域でも一七九〇年代に多数の死者が記録されているが、一九〇五年のニューオリンズでのパンデミックを最後に大規模流行は発生していない。それなりに効果のある黄熱病ワクチンが開発されたのは一九二七年のことであるから、アメリカにおける黄熱病の事実上の消滅――輸入感染症としては現在でも存在する――は、ワクチンが影響してのものではない。それでも、ワクチンが天然痘を根絶に導き麻疹や結核による死亡を激減させ、抗生剤が細菌性肺炎や創《そう》感染（皮膚を縫合している創部に感染が起こること）に高い効果をあげているのは事実である。

一方で、ワクチンは社会にさまざまな混乱を引き起こしているのもまた事実である。過去には相次ぐ薬害が発生し、接種した者の命を奪うこともしばしばだった。ワクチンがもたらす副反応への懸念も大きい。「ワクチンは自らの成功の被害者である」としばしば言われるように、感染症で多数が死亡する時代が過去のものになったからこそ、ワクチンへの社会の期待は低くなり、むしろ害のほうに注目が集まる。

一九九〇年代から研究が蓄積されているmRNAワクチンやウイルスベクターワクチンなど、新しいタイプのワクチンが導入される際には、安全性への懸念が必ず問題化する。製薬会社はできる限りのリスクを考慮してワクチンを開発し、認可を与える機関も慎重に審査をしているが、すべてのリスクを排除することはできないし、あらゆる人に対して絶対安全なワクチンは残念ながら存在しない。

公衆衛生は集団の疾病リスクを下げる取り組みである。ジフテリアによる死亡数が一〇〇年前と比較して激減したのは、衛生環境や栄養状態の改善と並んでワクチンが功を奏しているからである。しかし前章で述べたように、人は集団のために公衆衛生政策を受け入れるというよりもむしろ、自分と家族の利益のために受け入れる。この食い違いがワクチンをめぐって発生する論争にも表れている。麻疹ワクチンが効果を上げて地域社会から麻疹がほぼ消滅しても、自分の子供がワクチンの副反応に苦しむとしたら意味がないと考えるのは自然な反応であろう。

次節では、アメリカにおけるワクチンをめぐる論争について説明する。

2　天然痘ワクチンと一九世紀アメリカ社会

†アメリカにおける種痘の広がり

最初のワクチンは、天然痘を予防するためのものであることはよく知られている。牛痘に感染した者は天然痘にかからないという経験則から、一七九六年にイギリス人田舎医師エドワード・ジェンナーが、牛痘にかかった農家の女性の膿を八歳の男児の腕に接種して牛痘を発生させ、その後天然痘の膿を接種して感染しなかった件を自家出版として発表したことが起源とされている。

現代から振り返ると大変乱暴な人体実験ではあるが、生きている人を対象とする実験のプロトコルが国際的に定められたのは第二次世界大戦後であるから、一八世紀としては例外的ではなかった。ジェンナー式種痘の効果はイギリスでは一八〇二年に正式に承認されることになる。

アメリカにおける種痘は、一八〇〇年にハーヴァード大学のベンジャミン・ウォーターハウスがイギリスから痘苗《とうびょう》を取り寄せ家族に接種したものが初とされている。その後、大統領ジェファソンをはじめとして、何人もの政治家が種痘を家族や使用人に試み、その効果を認めた。

しかし一九世紀初頭に大規模な種痘勧奨に踏み切ったヨーロッパ諸国とは異なり、アメリカ合衆国では連邦政府による国民向けの種痘勧奨や義務化は行われなかった。連邦政府は、政府が直接管理する軍隊と海員病院についてのみ医療や公衆衛生の権限を持ち、それ以外の一般住民に対しては州が管轄するものだったからである。ちなみに連邦政府が管轄する軍隊では、南北戦争時に北軍兵士が種痘を受けたのが最初の大規模接種である。

州レベルで種痘義務化を実施したのは、一八五五年のマサチューセッツ州が最初である。マサチューセッツ州では一八二七年に公立学校児童に対して種痘証明書の提出を求めていたが、当時の公立学校は義務教育ではなかったため全児童の五割は対象外であり、しかも証明書の提出は厳密に実施されてはいなかった。一八五五年にマサチューセッツ州は、天然痘が流行し始めた場合に市民に接種を義務化する州法を制定した。これは過去一〇年以内に接種していないすべての大人を対象とするものだった。

この時は、労働者階級や貧困層、公務員、教員、そして移民を主たる対象として、種痘医と警察との協力の下で集団接種や家庭訪問による接種が行われ、場所によっては暴力を伴った強制接種も見られた。また接種を拒否する者には五ドルの罰金（現代の日本円に換算すると約三万円）を科した。しかしミドルクラスと上流階級の人々については、接種は勧奨されたものの強要は行われなかった。「尊敬」すべき階層への配慮と、病を拡散させると疑われた集団――貧困層と移民――への強力な執行が見て取れる。

一九世紀末までにマサチューセッツ州以外に天然痘ワクチンを義務化した州は一〇あったが、どこも義務とはいいながら強制の動きはなく、罰則規定の適用は緩やかだった。また、義務化される範囲も公務員、工場労働者、刑務所などの公的施設収容者、学童などのうちいくつかの集団であり、全市民をカバーするものではなかった。こちらでも主たる対象は移民と労働者であったことが記録に残されている。

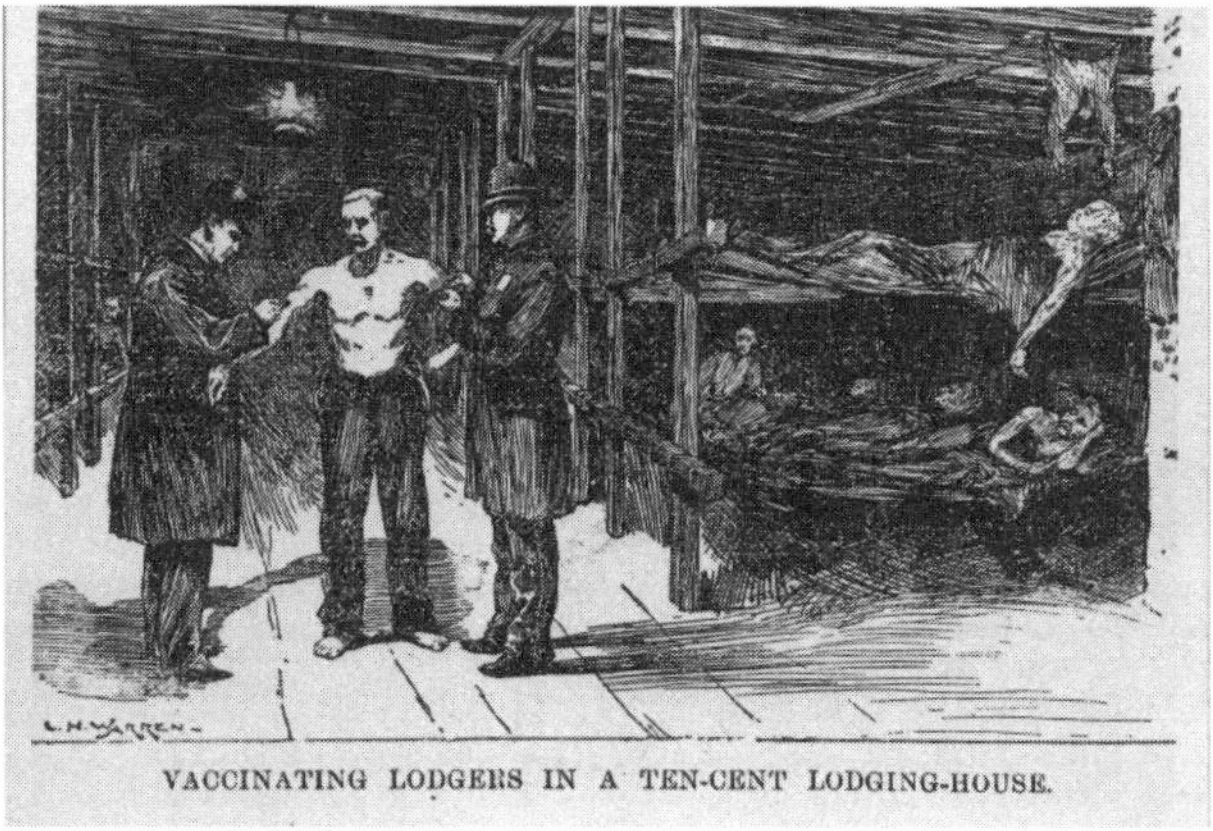
L.H.WARREN
VACCINATING LODGERS IN A TEN-CENT LODGING-HOUSE.

ニューヨーク市の貧民宿で警官を伴い天然痘ワクチンを接種する医師、1893年
The National Library of Medicine

アメリカとしては比較的強力な公衆衛生執行機関を持つニューヨーク市は、一八八〇年代以来、市公衆衛生官と警官が貧困層の住むアパートを戸別訪問して住民の種痘接種状況を確認し、接種痕が認められない場合はその場で接種するなどの措置が行われた。一方でミドルクラス市民の家庭への介入は行われなかった。移民が多い貧困層が天然痘の拡散主体と市が解釈していたことがわかる。

移民の多い大都市を抱えていない州では、天然痘ワクチンを導入する政治的意思がほとんど存在しなかったことも指摘しておこう。たとえば南部のノースカロライナ州では、天然痘流行が起きるたびに州の有力な

医師や公衆衛生官が州議会に天然痘ワクチンの義務化を提言していたが、それが前向きに取り上げられることはなかった。一八九七年の天然痘発生の際、ノースカロライナ州公衆衛生委員会のリチャード・ルイス委員長は、一八九八年の州議会に種痘義務化法案の提出が可能かどうか打診したが、相手の議員らからは「この上ない軽蔑をもってあしらわれた」[5]という。

これらのことから、「自分たちのことは自分たちで決める」アメリカの政治制度が、他国と比較して天然痘ワクチンの接種の広がりを緩やかにしていたとともに、それぞれの地域の人々が持つ病の発生源イメージが接種対象の決定に影響を及ぼしていたことがうかがえる。

日本では一八七六年（明治九年）に天然痘予防規則、一八八五年（明治一八年）には種痘規則が制定され、国民の大半が種痘を受けていた。アメリカの場合はこの時代の公式統計が存在しないため、接種率は不明であるが、一九世紀末から二〇世紀初頭にかけてのアメリカの接種率がは明治期日本のものに遠く及ばなかったのは確かである。

二〇世紀初頭のアメリカは、ヨーロッパの先進国と比べて、また開国したばかりの日本と比べて、天然痘コントロールに後れを取っていた。国内における天然痘の発生源は、当時のアメリカ人が考えていた移民というよりはむしろ、南部や西部からの旅行者、鉄道労働者、商売人が多かったと思われる。

ヨーロッパやアジアからやってくる移民が天然痘を持ち込んだ例はあり、それが当時の大都市の人々が移民制限を支持するようになった原因の一つではあるが、それ以上に国内での移動の活発化が地域社会に病をもたらしていた。ある地方新聞の記者は書く。「鉄道はさまざまなものを運んでくる。良いものも、悪いものもだ[6]」。これは公衆衛生専門家にとっては大きな懸念であり、州政府への働きかけを強化しなければならない理由でもあった。

†天然痘ワクチンとはどのようなものだったか

我々は、現代の医学と行政が到達した段階を当然の基準として過去の公衆衛生行政を判断しがちである。しかし二〇世紀初頭の天然痘ワクチンをめぐる社会の理解は、我々の「当然」からはかけ離れている。まずは、当時の人々が見ていた世界を再確認すべきであろう。

ワクチンという新しい現象に対する住民の印象は、決して良好ではなかった。そもそも一九世紀末当時の天然痘ワクチンは、品質が安定していなかった。現代とは異なり、安全な薬品の基準が存在せず、輸送や保管を適切に行う手順も明確化されていなかったからである。一九世紀全般を通して利用されていた乾燥ワクチンは、天然痘患者から掻きとった瘡蓋《かさぶた》を医者が個人で乾燥させ保存したもの、もしくは小規模な製造業者が患者から個別に集めた瘡蓋をあわせたものであった。

つまり、いつ採取したのかわからず、適切に管理されていたかどうかさえ不明なものを、人々は接種されていたことになる。そのため効果も副反応も、ある意味博打のようなものだった。接種後の疼痛や腫れが数カ月から半年続いた例、肩より上に腕を上げることができなくなった例、死亡した例、逆にまったく免疫がつかなかった例が報告されている。当然ながら、肉体労働者の間での天然痘ワクチンの評判は悪かった。

一九世紀末にシカゴで製造されたグリセリンワクチンは、乾燥ワクチンよりも雑菌混入が少なく、ワクチンとしての効力も長く維持できたため、公衆衛生や医学の専門家は歓迎した。グリセリンワクチンは一八九一年にイギリスで最初に開発されたもので、その情報は医学雑誌で共有されていた。シカゴ市公衆衛生局は、この情報に基づき実験室で開発し、効果を確認した。このワクチンは大手製薬業者が製造し、管理や運搬が容易な小さなチューブに個別封入され、鉄道で各地に輸送された。

これ以後、ガラスや紙製のチューブと蓋を安定的に入手し、健康な牛を独自の施設で飼育して痘瘡《とうそう》に感染させ膿漿《のうしよう》を採取するという「科学的製薬」が広がる。そして、それをシステム化できた製造業者がシカゴやピッツバーグなどの大都市からの大量発注に応えることで、さらに成長することになる。これは安全性と効果の点で大きな進展にはなったが、一方でそれまで「自家調合」に馴染んできた医師や小規模製薬業者の反発と、それらから広告収入を得ていた地域の新聞の曖昧な反応を招くことになった。

このような新しい「科学的製薬」会社でも、提供する薬品に懸念は存在した。一九〇一年のニュージャージー州カムデンにおける学童の破傷風の集団発生は、マルフォード社が製造・販売した天然痘ワクチンに破傷風菌が混入していたためではないかという疑いが持たれている。この「事件」の詳細は今も不明であるが、発症した児童のほとんどが直前に天然痘ワクチンを接種していたことは明らかにされている。

この事件を重く見た連邦政府は、一九〇二年に生物薬品管理法（Biologics Control Act）を制定し、州を超えて販売する薬品製造業者の免許制度、ワクチンの製造年月日の明記、定期的査察受け入れなどを定めた。つまり、それまでは衛生管理や薬品製造過程管理などに公的基準は存在せず、それぞれの企業の対応に任されていたということだ。以後、薬品の管理については一九〇六年の純正食品・薬事法に引き継がれていく。

天然痘ワクチンの効力と安全性が徐々に高められてくる中、接種を受ける側にもそれなりの知識と注意が必要であったことも留意するべきであろう。接種時や接種後には当該部位周辺や衣服を清潔に保つこと、接種部位を保護することなど、現代の人々にはすでに当たり前になっているものが、当時の人々には実践されていなかった。二〇世紀初頭の貧困層は風呂付きの家に住むことが稀であり、体を洗うことも服を洗濯することも頻繁ではなかった。

医療関係者や、戒律を守るユダヤ教徒は別として、手を洗う習慣もそれほど定着していなかった。接種を受けた子供が直後に患部を掻きこわし、雑菌感染を起こして腫れあがった例が報告されているが、子供はもちろんのこと、親も接種部保護の必要性を十分には理解していなかったことがうかがえる。おそらくはこの例でも天然痘ワクチンの危険性が近所の人々に訴えられたことだろう。

一九世紀末の公衆衛生専門家は数年ごとの接種を勧奨したが、数年どころか、接種後それほど経過しないうちに天然痘に罹患する例があることを住民は知っていた。さらには、ワクチンに他の菌が混入することもあった。ワクチンを広めるためには、住民の警戒感を解く必要があった。

そのためにはワクチン製造者が質の良いワクチンを安定的に供給し、技術のある専門家が適切に管理した上で接種し、接種を受けた者は患部を正しく保全しなければならなかった。一連のこの流れのどこが滞っても、ワクチンは無益または有害なものになりうる。しかし当時のアメリカには、これら全体を監督・指導する機関は存在しなかった。

民主主義国家では、ワクチン接種を義務化するためには国民の理解と支持が必要になる。アメリカの場合は分権的な制度を採用しているため、州や郡など地域社会単位の合意をまとめられれば、その地域でのワクチン接種率を上昇させることができる。これは国民の多数の支持を獲得することに比べれば、ハードルは低いとはいえる。一方で、州民の支持が得られずワクチン接種が進まなければ、その州から全国に病を拡散することになりえる。実際、南部諸州はワクチンの導入に消極的だったため、アメリカの天然痘は多くが南部の住民から広がったと考えられる。

人々が天然痘ワクチンを強く警戒していたがために、余計な政治的リスクをとりたくない議員が種痘義務化を政治課題として取り上げなかったことは、民主主義国家だからこその公衆衛生対応の遅れと言える。二〇世紀初頭アメリカの天然痘ワクチンをめぐる議論は、ワクチン義務化州と非義務化州がモザイク状に分布する現状をどのように是正するか、あるいは個人のワクチン選択の自由をどこまで保障するかをめぐって行われた。

3 反ワクチンの戦い

ワクチンを好んで受ける人はそう多くはない。基本的には接種のリスクと予防の効果を秤にかけ、病に罹患し苦しむよりはましという理解で接種することと思う。そこまで深く考えることなく、接種案内が来たから、入学時に必要だと言われたから、高齢のためインフルエンザなどにかかると不安だから、という理由で受けることもある。

日本はかつて麻疹輸出国と言われていたが、その汚名を返上するために麻疹ワクチンを打つ決心をした人はほとんどいないだろう。公衆衛生は集団の予防を目的とするが、個人のワクチン接種の目的は自分と家族の予防である。

ワクチンが病の治療と決定的に違うのは、接種を受ける人は基本的に健康なことである。健康な個人が時間をとってクリニックや保健所に行き、わざわざ痛い思いをする、というのはなかなか面倒な事態である。そこに副反応のリスクが加わると、躊躇するのが自然な反応であろう。

ワクチンを拒否する動きは、どこの社会でも存在する。それぞれの社会における病の理解や、ワクチン制度の展開の仕方、政治制度の違いが、ワクチン批判の論理や形式を作りだす。現代では各国のワクチン批判の状況をソーシャルメディアなどで共有することができるため、二〇世紀までと比較して多角的な批判が行われている。それでも政治や行政を動かすのは依然、その国や社会独自の批判の論理である。

†ジェイコブソン対マサチューセッツ判決（一九〇五）

先に見たように、マサチューセッツ州は一九世紀半ばより天然痘ワクチンの接種を義務化した。マサチューセッツ州はボストンをはじめとする都市での接種を増やすため、警察を伴っての接種や接種拒否者への罰金などを定めた。

ただし、当初は努力目標に留まっており、ルールとしては存在しているものの、実際の運用はかなり緩やかなものだった。州公衆衛生局の人員や予算は限られており、行政による住民や学童の把握は漏れが多く、医師は行政に協力するよりもむしろすでに発症している患者の対応を優先したからである。

一九世紀末になって対応が厳しくなったのは、新たな法律が追加されたのではなく、年齢や職業などの住民の把握が進み、貧困や病を社会の重荷とする言説が広がりはじめ、増える移民への目線が厳しくなってきたからである。天然痘は昔から繰り返し流行していたが、それを認識して説明する社会の側が変化したといえる。

アメリカの南部諸州から鉄道を介して北部にも天然痘が広がった一九〇一年、マサチューセッツ州ケンブリッジ市の公衆衛生局は、過去五年以内に接種したことを証明できない住民にワクチン接種の命令を下した。ヘニング・ジェイコブソン牧師は、スウェーデンで暮らしていた少年時代に天然痘ワクチンを接種していたが、その際に長期間に及ぶ体調不良を経験したことから、自分と息子への接種を拒否した。

ケンブリッジ市はジェイコブソンを起訴し、また罰金五ドルの支払いを命じた。ジェイコブソンはこれを不服とし、一九〇二年にマサチューセッツ州を訴えた。この裁判は、一九〇五年の「ジェイコブソン対マサチューセッツ州」合衆国最高裁判決まで係争が続いた。

マサチューセッツ州ワクチン反義務化協会（The Massachusetts Anti-Compulsory Vaccination Association）の支援を受け、ジェイコブソン側はワクチン義務化が憲法修正第一四条「何人たりとも法の適正手続きなしに生命、自由、財産を奪われない」に照らして、個人の選択の自由に州が介入することの是非を争った。

支援者の一部にはワクチンが天然痘予防に寄与しない点を問うべきとの意見もあったが、ケンブリッジ市のワクチン接種者が天然痘罹患を免れていたため、その論点は取り上げられなかった。協会としては、ワクチンそのものの効果ではなく、義務化と強制の是非を問うことによって、確実に勝利を勝ち取りたいという思惑があった。

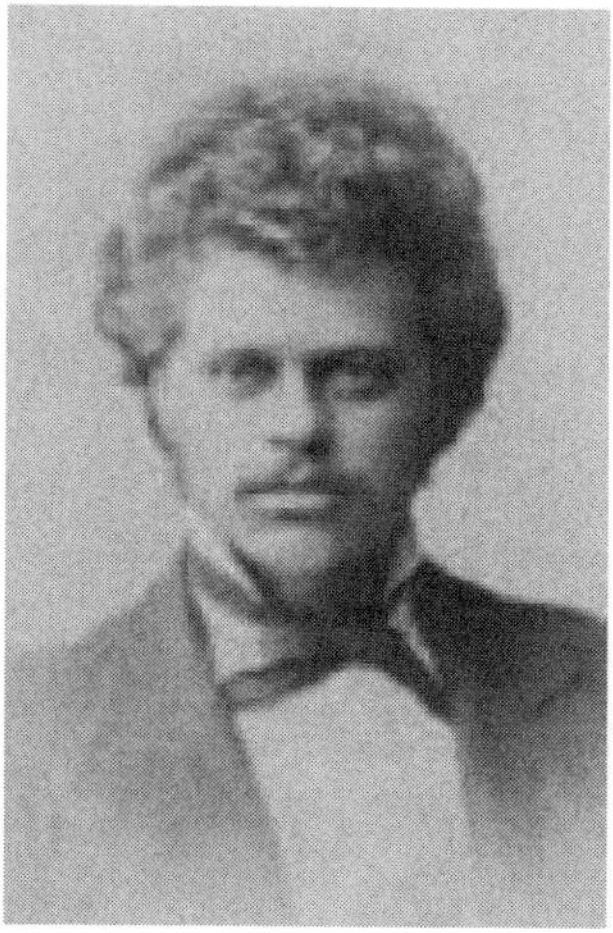
ヘニング・ジェイコブソン、1878年頃

アメリカの政治制度から見ると、連邦最高裁の判断はある種の「ジョーカー」である。既述のように、アメリカでは連邦政府と州政府の管轄が異なっており、住民の生活に直接かかわる分野は基本的に州政府が管轄する。住民は州政府の政策に不満がある場合、州の裁判所に訴え出る。このプロセスはおおむね州内で完結するが、州最高裁での判断に不服がある場合、当事者は連邦最高裁に上告することができる。

上告を連邦最高裁がすべて取り上げるわけではない。実際、現代の連邦最高裁には年間約七〇〇〇件の訴えが上がるが、その中で取り上げられるのは一〇〇件から一五〇件程度である。その多くは連邦法の解釈をめぐる争いであり、州法に関する判断はわずかである。連邦最高裁が訴えを取り上げた場合、その判断は当該の州だけでなく、全ての州に影響を及ぼす。連邦最高裁はその問題性を理解しているだけに、判断することがアメリカ全体にとって大きな意味があると判事が考えたもののみを取り上げる。

ジェイコブソンのケースが連邦最高裁で争われるということは、そこでの判断がマサチューセッツ州だけでなく他の州にも影響し、ワクチン義務化推進の、あるいは義務化を否定して選択の自由を保障する流れを決定づけるものになりうる。その意味でジェイコブソン対マサチューセッツ裁判は、公衆衛生専門家とワクチン義務化批判者の双方が注目することになった。

ジェイコブソンを支援するマサチューセッツ州ワクチン反義務化協会は、勝利にある程度の自信があった。一九世紀末以来、連邦最高裁は憲法修正第一四条に基づいて、州政府による民間や個人への介入を覆してきた。アメリカ史に詳しい人であれば、「ロックナー時代」といえばおわかりだろう。ロックナー対ニューヨーク州判決（一九〇五年）とは、パン屋における長時間労働を制限する州法を、個人の選択の自由、つまり長時間働くか働かないかは労働者個人の裁量で決めるべきという理由で違憲と判断した裁判である。

これ自体はジェイコブソン判決の二カ月後に出されているが、連邦最高裁が州の規制よりもビジネスの自由と個人の選択を尊重する流れは出来上がっていた。ゆえに、個人の選択の自由という論点は、最高裁に好意的に取り上げられる可能性が高いとジェイコブソン側は見ていたのである。

しかしながらジェイコブソン判決は、原告側の敗訴に終わった。連邦最高裁首席判事ジョン・マーシャル・ハーランは、州政府は州民の健康と安全を守るために「合理的な手段」を取る権限を持つため、危急の際には個人の自由は制限されうると述べた。ただし、「合理的な手段」には恣意的で抑圧的な手法は含まれないとした。

天然痘パンデミックは州民にとって危急の事態であり、州民の安全を守るために天然痘ワクチンを義務化することは適切であるという判断である。この判決により、学童のワクチン接種証明書提出の義務化、公務員のワクチン接種義務化など、州による公衆衛生対策

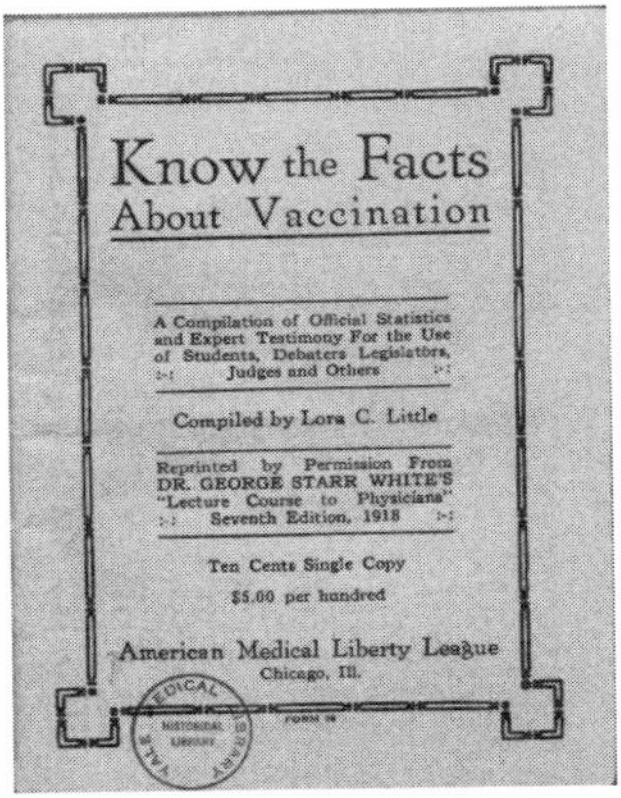
Know the Facts
About Vaccination

A Compilation of Official Statistics and Expert Testimony For the Use of Students, Debaters Legislators, Judges and Others

Compiled by Lora C. Little

Reprinted by Permission From DR. GEORGE STARR WHITE'S "Lecture Course to Physicians" Seventh Edition, 1918

Ten Cents Single Copy
$5.00 per hundred

American Medical Liberty League
Chicago, Ill.

シカゴ市の反ワクチン団体制作のパンフレット　1918年

は大きく広がることになった。

†二〇世紀の反ワクチン運動

ジェイコブソン判決前後から、アメリカ各地でワクチン義務化に反対する人々による団体設立と、義務化撤廃の要求は強まった。一九〇八年にはアメリカ反ワクチン連盟（The American Anti-Vaccination League）がフィラデルフィア市で結成され、ワクチン接種の強制に反対するパンフレットの配布や新聞への広告掲載、講演会の開催が行われた。

ここには市や商工会議所の有力者、法学者、ジャーナリスト、女性団体の代表などが参加している。当時配布された無料パンフレットを手に取ると、同時代の他の団体——反児童労働や反移民運動など——の配布物に比較して、その紙質の良さ、印刷の鮮明さが印象に残る。ビジネス界からかなりの資金援助が行われたことがうかがえる。

当時の天然痘ワクチンは安全性にムラがあり、ワクチン接種者にとっては接種後どのような状況に陥るかは賭けのようなものであった。何も問題がなく免疫を獲得する場合もあるが、何日も寝込む場合もありうる。また、数カ月にわたって痛みが残り生活に差し支える場合もある。学校での接種が通知された際、親たちは子供を学校から引き揚げさせるという選択をした。有休制度や休業補償制度が存在しない時代の労働者にとっては、仕事ができないことは収入減を意味した。

ビジネス界にとっても、競争が激しい中で自分たちの工場で働く労働者が欠けるのは避けたかった。ワクチン接種を進めるノースカロライナ州の医師が、ある経営者に「君はこのタウンを破滅させようとしているのかね」と肩を叩かれたエピソードがあるように[7]、ワクチンを義務化することに対する反発は広く存在した。

ジェイコブソン判決で個人の選択の自由が否定された後、反ワクチン運動は主に二つの方向に争点を絞って運動を展開していく。第一は、ワクチンの危険性を広く周知する方法である。これは社会に大きな反響を呼んだが、当然ながら製薬会社や政府の側も対策をとった。

安全性を高めるための研究を産学共同で継続して行い、政府は安全・衛生基準を強化し監督部署を充実させた。アメリカ食品医薬品局（The Federal Food and Drug Administration＝ＦＤＡ）は、一九〇六年の連邦純正食品・医薬法制定時に小規模に発足し、何度かの再編を経て、現在は食品・薬品・化粧品の監督省庁として睨みをきかせている。

この間、一九三七年のエリキシール・スルファニド事件、一九五〇年代半ばのポリオワクチン禍など相次いで発生した加工食品禍や薬害により、連邦政府はさまざまな規制法を制定し、ＦＤＡはその監督に携わってきた。食品と薬品に対する安全性の要求が強くなり、問題が発生した時には大きく報道されて衆目が集まるようになったことが、ＦＤＡの担当範囲と規制権力が強化されてきた理由である。反ワクチン団体は、より安全度の高い薬品やワクチンを提供するための環境整備に貢献したといえる。

第二は免除規定の模索である。ジェイコブソン判決には、一部の子供や虚弱な大人には何らかの事情で接種を免除することも許容すると示唆する箇所がある（ジェイコブソンがもっと虚弱に見える人物だったら、この裁判は勝てたかもしれないと囁かれている）。このような医療上の理由に加えて、反ワクチン運動は憲法修正第一条の信教の自由に照らして、宗教上の理由によるワクチン免除規定を主張し、一九六〇年代以降続々と州法に反映させた。二〇二二年現在では、五〇州のうち四四州と首都ワシントンＤＣで、宗教上の理由によるワクチン免除規定が定められている。

また、宗教以外の個人的な信条に基づく免除を認める州が一五存在する。キリスト教会やその他の宗教団体が必ずしもワクチンに反対しているわけではない。事実、一九五〇―六〇年代にかけてはワクチンが神から与えられている恵みと解釈する団体は多数存在したし、現在でもワクチン接種を否定する宗派はクリスチャン・サイエンスなどわずかである。信教の自由に基づく免除規定は、あくまでも個人の申し立てに基づいて判断されている。二〇世紀の反ワクチン運動は、ジェイコブソン判決で広く認められた公衆衛生上の危機に対する州政府の介入を回避する手段として、信教の自由を利便的に活用していたと考えられる。

天然痘ワクチンが導入されてから現代にいたるまで、どの国も地域もワクチンは抵抗とともにある。多くのアメリカ人はワクチンそのものを否定しているわけではない。彼らが問題視しているのは、打つよう求められているワクチンの種類が多すぎるのではないか、ワクチンを打たないことで被る不利益が大きすぎるのではないか、続々と開発される新しいワクチンはどこまで信頼できるのか、という点である。

勧奨接種に留まっている日本とは異なり、アメリカではワクチン接種はほとんど義務といってもよいほどチェックが厳しい。すべての州において子供が公立学校に入学するにはワクチン接種証明書、もしくはワクチン免除の証明書を提出しなければならない。私立学校の多くも同じポリシーを持つ。

ワクチン免除を求める保護者は、ワクチンの意義や集団免疫の重要性に関する講習を受けなければならない州が多い。なんとなく不安だからワクチンを受けさせない、という行動パターンはほぼ認められないのである。この柔らかな強制性が、自らの選択の自由を阻害していることをアメリカ人は感じている。

反ワクチン運動といえば根拠の乏しい情報に基づきワクチンの危険性のみを感情的に訴えるものばかりに注目が集まるが、アメリカの反ワクチン運動は意見に幅がある。自然と共に生きるべきとしてワクチンと医療に反対する完全否定派、キリスト教の一派であるクリスチャン・サイエンティストのような教義に基づく否定派、州の定めるワクチン接種スケジュールに融通をきかせたい柔軟派、接種するワクチンを自らで決めたい選択派などがある。

後者二派は反ワクチン派というよりはむしろワクチン慎重派と理解すべきである。この人たちが個人の選択の自由を実践したい場合、現状で採りうる方法は、信仰に基づく免除規定を満たすことである。ただし、現代のワクチン接種が子供を主たる対象としている以上、保護者の「信仰」に基づき子供のワクチン免除を許可するのは妥当かどうかの議論は続いている。

4 COVID-19下のワクチン開発と接種

†飛行機の時代の感染症

ワクチン反対派・慎重派が現在、病からまがりなりにも守られているのは、衛生・健康実践が浸透していること、アメリカの豊かさを背景に栄養状態がそこそこ良好に保たれていることと並んで、他の人々がワクチンを接種したことで集団免疫が機能していることが理由である。「この地域では麻疹など聞いたことがない」という印象を根拠にしていては、地域外から麻疹が侵入した時に自分と家族を守れないかもしれない。

実際に、二〇一四年一二月にはカリフォルニア州のディズニーランドを訪れた外国人観光客が麻疹を発症し、そこから全米一七州とカナダに感染者が広がった。この騒動は、集団免疫の重要性を再認識させたと同時に、鉄道の時代とは次元の違う、飛行機の時代、すなわちグローバル化時代の感染拡大を印象づけた。

二〇世紀最後の二〇年あまり、オムランのいう「慢性疾患の時代」に入ったとする先進国では、急性感染症で死亡するのは過去の話となったという楽観的な理解が広まっていた。しかしながら、その理解は二一世紀への転換期から相次いだ新興感染症により覆された。一九八〇年代にはＨＩＶ（エイズ）、一九九七年の鳥インフルエンザＨ５Ｎ１、二〇〇三年のＳＡＲＳ（重症急性呼吸器症候群）、二〇一二年のＭＥＲＳ（中東呼吸器症候群）、二〇一三年のエボラ出血熱と、立て続けに新しい感染症が認識されるようになった。そして二〇一九年末からはCOVID-19が世界に大きな混乱を引き起こした。

また、一度は克服寸前と見られてきた感染症が、先進国で現在復活してきていると公衆衛生専門家は警戒を強めている。結核やマラリア、デング熱などがその再興感染症の例である。結核の場合は人口の高齢化と薬剤耐性菌の出現が、マラリアやデング熱などの場合は地球温暖化による媒介蚊の生息域の拡大がその原因と考えられている。また、海外旅行に出かけ、出先で感染し、発症前に帰国する例が増えてきていることも、先進国におけるマラリアやデング熱の増加をもたらしている。

新興・再興感染症はすべてにワクチンが開発されているわけではないし、開発されたものの未だ十分な効力が得られていない場合がある。感染者数がそれほど多くなければ、また命の危険が少なければ、開発そのものが見送られることもある。一般的にワクチンの開発には数年から数十年という時間がかかるし、コストは多大である。実験を繰り返している間に、新興感染症が弱毒化したり消滅したりしてしまうこともある。製薬会社がどの病のワクチン開発に着手するかは、コストとベネフィットの計算にかかっている。

飛行機の時代、つまりグローバル化の時代には、急性感染症は世界中に拡散する可能性がある。しかし、ワクチン開発は病の拡散には追いつけない。少なくともCOVID-19以前は、そうであった。

†前例のない速さで開発されたCOVID-19ワクチン

COVID-19が欧米で多くの感染者と死者を出し、世界経済に大打撃を与えたことで、ワクチン開発は急展開した。各国のワクチン開発に関わる科学者、医者、製薬企業、政府の薬品規制監督庁が迅速に協力し、一九九〇年代から調査研究が行われてきた新しいタイプのワクチン製造方法(ウイルスベクター、mRNA)を採用し、各国政府による莫大な補助金や各界からの寄付金を得て、驚異的なスピードでワクチン製造・配布を実現した。そこには製薬企業間の利益や国家間の威信をかけた競争が働いたことは言うまでもない。

日本で二〇二一年より採用されているファイザー社のコミナティは米独共同開発、モデルナ社のスパイクバックスはアメリカ開発のmRNAワクチンである。イギリスのアストラゼネカ社とオックスフォード大学の共同研究によるバキスゼブリアは、ウイルスベクターワクチンである。また、二〇二二年四月に承認されたアメリカのノババックス社が開発(日本では武田薬品がライセンス販売)したノババックス・ワクチンは、不活性化ワクチンの一種で、組み換えタンパクの技術を応用したものである。

日本国内では承認されていないCOVID-19ワクチンも複数存在する。飛行機の時代に搭乗者に対してワクチン接種証明を求める場合、国内未承認であってもWHOが承認しているワクチンであれば、搭乗を認めることになっている。中国のシノファームやシノバック、インド血清研究所のコビシールドなどがここに含まれる。ちなみにロシアのスプートニクVは、WHOの承認を得られていない。

このCOVID-19ワクチンの開発と国際協力の形は、今後も発生するだろう新興感染症への対応に、良くも悪くもさまざまな教訓を残している。しかしながら、この産官学を巻き込んだ国際協力体制が機能したのは、COVID-19が先進国の人口と経済にとって脅威をもたらしたからであることは留意しておくべきであろう。いわゆる途上国で同じ規模の急性感染死が出たとして、同じような熱意でワクチン開発が行われるとは考えにくい。リンパ系フィラリア症をはじめとする「顧みられない熱帯病」のワクチン研究が遅々としているのは、先進国の製薬会社のコスト考慮が関係している。科学と利益と政治的意思は、現代の公衆衛生を否応なく形作っている。

†COVID-19ワクチン義務化をめぐる議論

アメリカでCOVID-19ワクチンの接種が始まったのは二〇二〇年一二月一四日だった。ワクチン製造に時間を要することを勘案し、まずは医療関係者、次に感染した際にリスクの高い高齢者と基礎疾患を持つ者へと接種スケジュールが組まれた。これは一二月二日に認可したイギリスに次いで二番目に早い接種開始だった。

接種者は順調に増加し、二〇二一年三月にはCDCはこのままのペースで接種が進めば早い時期にマスクなしの生活に戻れるだろうとの見通しを発表した。これに対し州の保健

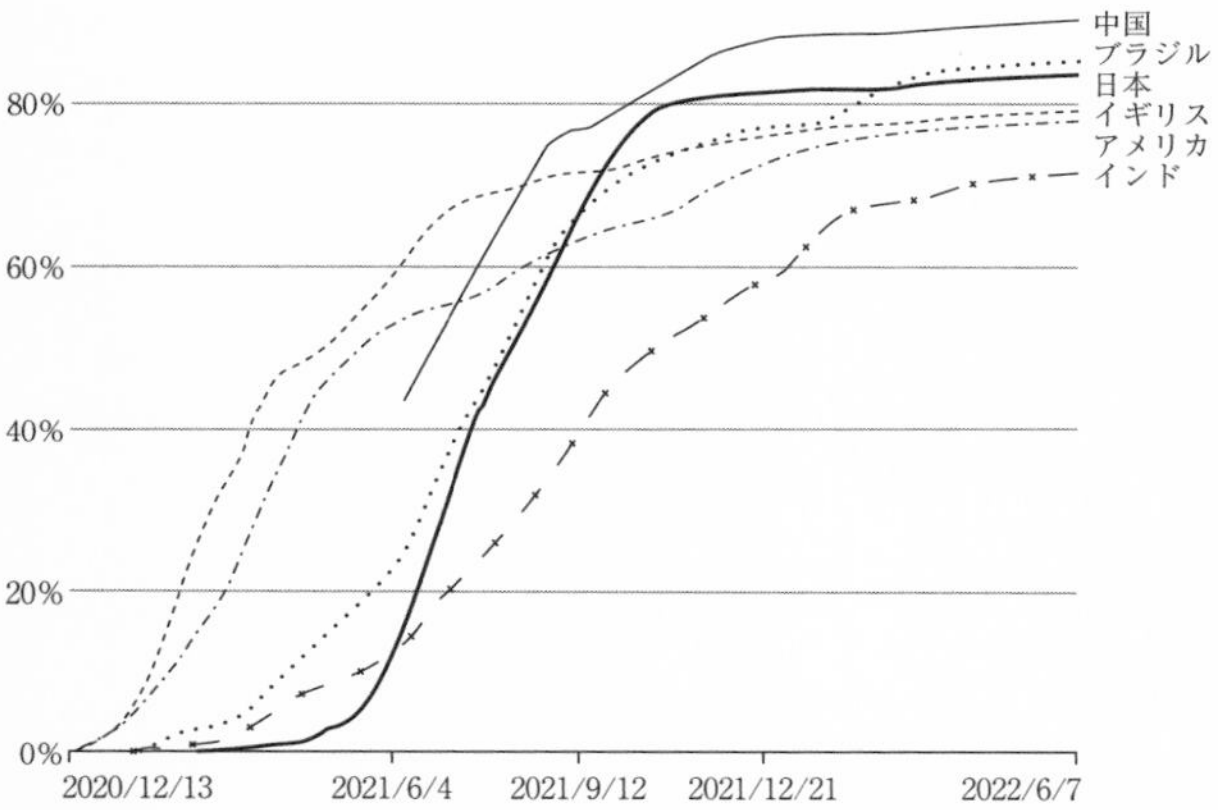

2020年12月から2022年６月までにCOVID-19ワクチンを少なくとも１回接種した人の割合（国別） Our World in Data サイトより作成

当局からは、ＣＤＣのメッセージは慎重に過ぎる、社会活動の正常化に向けてＣＤＣはもっと前向きな姿勢を示すべきとの発言が相次いだ。ワクチンへの期待の高さと、効果への楽観性が同居していた時期である。

しかしながら、アメリカにおける接種者の増加率は、成人人口の半数が接種した四月半ばから緩やかになり、五月末には急ブレーキがかかった。そしてその接種率は、五月末にはカナダに、九月上旬には接種開始が三カ月遅れた日本に追い越された。この原因を特定することは難しいが、ワクチンの副反応についての報道や、ＳＮＳを通した情報の氾濫、そしてワクチン接種が進んでいるにもかかわらず現れる感染の波に、ワクチンへの懐疑が生まれたことが指摘されている。
英BBCの調査によると、モスクワに本社を置くアドナウ（AdNow）社の子会社ファジー社が、YouTubeやフェイスブックなどに英語、ヒンディー語、ポルトガル語など複数言語による大量の虚偽情報を流通させていることがわかった。ファジー社が、二〇二〇年一一月には英アストラゼネカ製ワクチンの信頼性を疑わせる情報を拡散させていたこと、二〇二一年五月には米ファイザー製ワクチンのリスクに関する虚偽の主張を拡散するよう、複数のインフルエンサーに金銭を支払っていたことが報道されている。[8]
フェイスブックを運営するメタ社は「協調的な不正行為」に関する調査をもとに、疑いのあるアカウントを停止するなどの措置をとった。とはいえ、すでに流れた情報は、さまざまな形に編集されてSNSに繰り返し書き込まれることになった。
SNSでの情報拡散の他、職場におけるアメリカ史上例のない大規模なワクチン義務化要請が大きな議論を湧き起こしたことも、人々の間にワクチン接種の是非を考えさせたと思われる。アメリカでは学童に対するワクチン義務化はすでに広く行われているが、職場におけるワクチンの義務化については、COVID-19以前にはほとんど議論されていなかった。個人の医療情報についての情報秘匿規定と、病歴による差別の禁止規定のため、職場におけるワクチン接種の義務化は難しいと理解されていたためである。

しかしCOVID-19の危機の中で、従業員にワクチン接種を求める職場が現れた。まずは医療機関である。

テキサス州のヒューストン・メソジスト病院は二〇二一年六月に、従業員約二万六〇〇〇人に対しワクチン接種を義務づけ、従わない者は解雇する方針を打ち出した。うち一七八人が接種を拒否して出勤停止となり、数週間後、一五三人が解雇もしくは自主退職となった。二五人はワクチンを接種したうえで職場に戻った。これをきっかけに、患者への感染リスクを考慮すべき医療機関従事者がワクチンを打たない選択をするのは妥当かどうかの論争が巻き起こった。

ヒューストン・メソジスト病院を解雇された看護師のジェニファー・ブリッジズは精力的にメディアに出演し、ワクチンを打たない選択の自由を訴えた。当初彼女はＦＤＡが緊急承認した段階でのワクチンは打たないと主張していたが、ＦＤＡ正式承認後にはワクチンの安全性に疑義がある限りは打たないと変化し、ＳＮＳでの支援者が増えるにしたがってワクチンはアメリカを社会主義的独裁に導くための陰謀であると語るようになった。彼女は他の解雇者と共に裁判を起こし、医療関係者をはじめとして多くの注目を集めた。

また、二〇二一年夏には医療機関以外でもワクチン接種を求める職場が増加し、職と接種の間で苦悩したり解雇されたりした人の報道が相次いだ。七月末にはバイデン大統領が、連邦政府職員と連邦政府業務の下請け会社の社員に、ワクチン接種証明の提出もしくは毎週の陰性証明提出を命令した。八月上旬までにはGoogle社やメタ社、CNNなどの有名企業が、また大手スーパーマーケットのクルーガー、ホームセンターのウォルマートやターゲット、航空会社や鉄道会社などが次々に社員や下請けへの接種を義務づけた。

それぞれの企業では、州が定めるワクチン免除規定は尊重すると発表したものの、非接種の人には出社を認めず在宅勤務とするなどの方針をとった。この方法は、在宅での仕事が不可能な荷出しや配送、清掃、レジ対応の人々には選択の余地のないものだった。一一月にはバイデン大統領により一〇〇名以上の従業員を抱える企業、および連邦政府の補助金を受けているメディケア、メディケイド対応医療機関に、接種証明か陰性証明の提出を義務づける大統領令が出され、これにより成人人口の八割以上がワクチン接種を期待される状況とされた。

この大統領令は時を置かずして裁判所の判断を求められることになった。そして二〇二二年一月一三日、連邦最高裁はメディケアとメディケイド対応医療機関への命令は五対四で認めたものの（*Biden vs. Missouri*）、大企業へのワクチン接種義務化については六対三で退けた（*National Federation of Independent Business vs. Department of Labor OSHA*）。裁判所意見には、アメリカ職業安全衛生局は労働者の安全を守るための権限を有しているが、公衆衛生上の幅広い規制を行う権限は持たない、一〇〇人以上の従業員を持つ企業への規制としては広すぎる、と記されている。

どちらも既存の法律に照らしての判断であり、ジェイコブソン判決については言及していない。つまり、政府が公衆衛生上の配慮をすることの是非そのものや、個人の選択の自由については踏み込んでいない。なお、この判断は連邦政府が企業に対して接種義務を課すことについてであって、州政府が課す義務は否定されていない。

アメリカでは二〇二一年夏以来、職場におけるワクチン義務化をめぐる報道が相次ぎ、賛成派と反対派はそれぞれＳＮＳでの論争を繰り広げた。ワクチンの被害や有効性に対する疑義、そして「専門家権力」やビジネス利益に対する警戒感が、論争の背景に存在していたことは言うまでもない。それだけでなく、エッセンシャルワーカーが職を失わずにワクチンを避ける方法はないのか、企業や政府による義務化をどう考えるか、個人の選択の自由はどこまで尊重されるべきか、というジェイコブソン判決以来の論理に沿った議論も活発に展開されていた。

このようなメディアとSNS上の議論がワクチンへの懐疑や躊躇を呼び起こした可能性は高い。同時期の日本――東京オリンピックでの感染拡大を警戒しながらも接種は勧奨に留める――における議論とは、主張の幅も目に触れる量も異なっていたのは確かである。

†黒人はなぜワクチン接種に消極的だったか

アメリカのワクチン接種率の伸びが頭打ちになってきた頃、公衆衛生関係者はマイノリティのワクチン接種率が低く推移していることを憂慮していた。実際、黒人とヒスパニックのワクチン接種率は当初かなり低かった。CDCによると、二〇二一年四月二六日の報告では白人成人の接種率が三八%に対し、黒人成人二四%、ヒスパニック成人二五%に留まっていた。

当初様子見をしていたアジア系は、四月に入ってから接種率が急伸し、四月二六日には四五%に達している。その後、白人の接種率の伸びは緩やかになった一方、ヒスパニック系は接種率を伸ばし、二〇二二年一月には白人の接種率を上回った。アジア系は二〇一九年四月以降、常に白人の接種率を上回っている。これに対し、黒人の接種率は伸びてはい

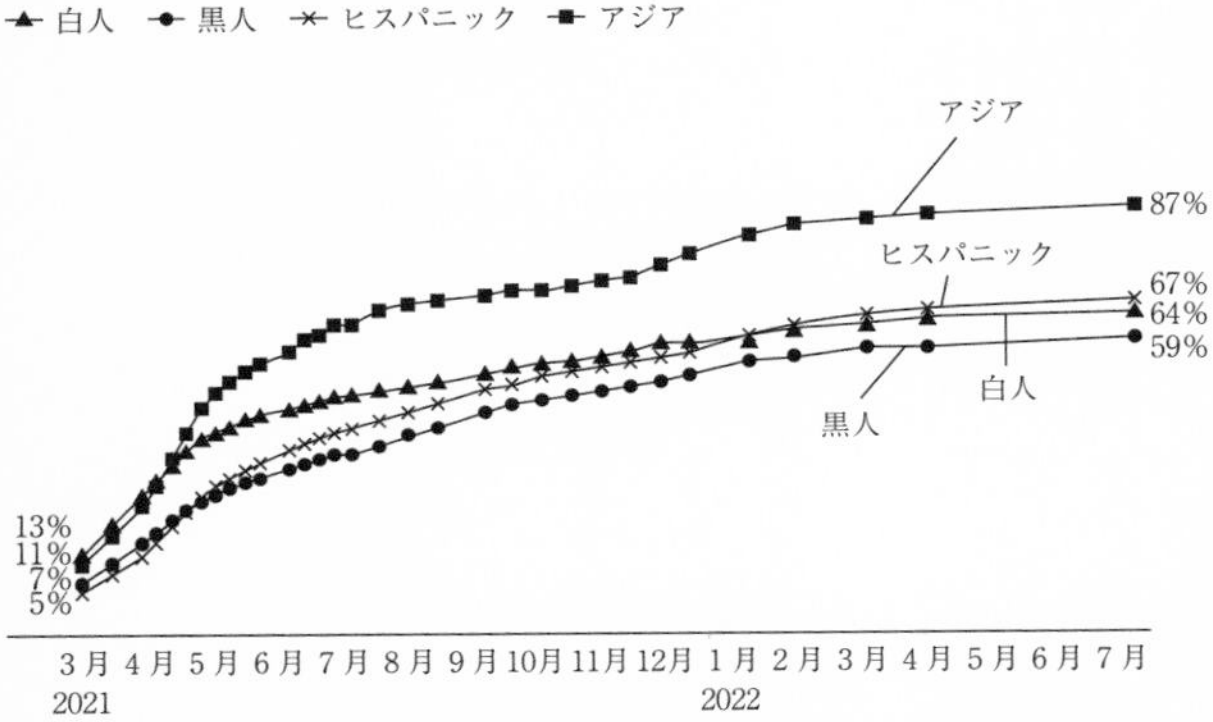

2021年3月から2022年7月までに1回以上COVID-19ワクチン接種を受けた人の割合（人種・エスニシティ別）　各州が公表しているデータに基づきKFFが作成　Nambi Ndugga, Latoya Hill, Samantha Artiga, and Sweta Haldar, "Latest Data on COVID-19 Vaccinations by Race/Ethnicity," *KFF*, July 14, 2022. より転載

るものの、二〇二二年一一月現在でも人種別では最下位に位置している。

ヒスパニックと黒人の接種率が当初伸びなかった理由は、一つには接種手続きについての情報が行きわたらなかったことが挙げられる。貧困地区に住むヒスパニックと黒人は、かかりつけ医を持っていないことが多く、クリニックでの接種が難しかった。また、どこに大規模接種会場があるのか、接種を受けるためにどのような手続きをとればいいのか、という情報にアクセスしていないことが多かった。この情報格差は公衆衛生の一つのボトルネックになっている。

また、貧困層の多いヒスパニックと黒

人は、スーパーのレジ打ちや品出し、配達など、いわゆるエッセンシャルワーカーの多くを構成しており、外出制限の下でも外で働かなければならない人が多かった。時間をとってワクチンを接種すること、ワクチンの副反応による休業を余儀なくされることのリスクを避けたいという心理が働いたものと思われる。

しかし、ヒスパニックはその後、白人の接種率を上回ることになる。それではなぜ黒人はヒスパニックのような伸びを見せなかったのか。ここにワクチン接種に慎重になる黒人ならではの歴史的事情が作用したと考えられる。

自分たちは実験台にされるのではないか――一九世紀末より黒人は、新薬の開発や新しい治療法の開発にあたって、それとは知らされずに使われることが相次いだ。たとえばノースカロライナ州アイアデル郡では、一八九八年の天然痘流行の際、黒人患者を天然痘患者用簡易病院に収容し、症状を和らげるためのさまざまな「実験的治療」を施した。また、グリセリンワクチンと乾燥ワクチンの効果の比較なども行われた。白人患者は自宅で治療を受けていたが、その際には黒人患者に試みて効果が高いと思われた治療が適用されたと考えられる。[9]

一九三二年から七二年にかけて実施されたアメリカ合衆国公衆衛生局によるタスキギー

梅毒実験は、梅毒患者の病態変化を観察・記録するために、治療と称して黒人患者を集めたものである。一九四〇年代後半には抗生剤ペニシリンが梅毒に効果を発揮することが広く知られていたにもかかわらず、タスキギーの実験参加者には投与されることなく、長く観察下に置かれ続けた。最終的には内部の研究者がマスコミにリークしたことにより世間の知るところとなり、大きな批判を受けて中止されたが、それがなければ実験はそのまましばらくは続けられていたことだろう。

黒人の間に広まった、新しい医療に対する警戒感は現在でも強い。COVID-19の新ワクチンが登場したころ、SNSではタスキギー梅毒実験を引いて注意を促す書き込みが散見された。これらは数はそれほど多くなかったものの、黒人の間では共有すべき記憶となっていたことがうかがえる。折しも黒人に対する警官の暴力を批判するブラック・ライブズ・マター運動が、各地で運動を展開していた。ワクチンを躊躇する心情は、医療版ブラック・ライブズ・マターにもつながっていたかもしれない。

その後、黒人教会や黒人コミュニティにおける説明会などの取り組みによって、黒人の接種率は上昇した。今回は黒人層が他の人種を実験台として見ていた可能性はなくもない。しかし、ヒスパニックとは異なり、二〇二三年に入っても黒人の接種率は白人のそれを超えてはいない。

公衆衛生にとってワクチンは集団の感染リスクを下げる重要な手段である。しかしワクチンはすべての人にとって安全とは限らない。そして人は地域社会の流行病を減らすためではなく、自分と家族を流行病から守るためにワクチンを打つ選択をする。加えてワクチンは病人ではなく健康な人が接種するものという特徴がある。それゆえ、強い副反応の情報は接種した人に忌避の感情を呼び起こす。人は好き好んでワクチンを打つわけではない。義務化であれ同調圧力であれ、何らかの強制があるからこそ打つものである。

このような一般的な感情に加え、アメリカにはアメリカの文脈が存在する。自分たちのことを自分たちで決めることを自由の条件とする感覚、専門家権力を否定したくなる心情、選択肢を否定する柔らかな強制への反発などが、ワクチン接種を逡巡させる。そして、歴史的に作られてきたワクチンをめぐる論争の形に添って、抵抗は続くのである

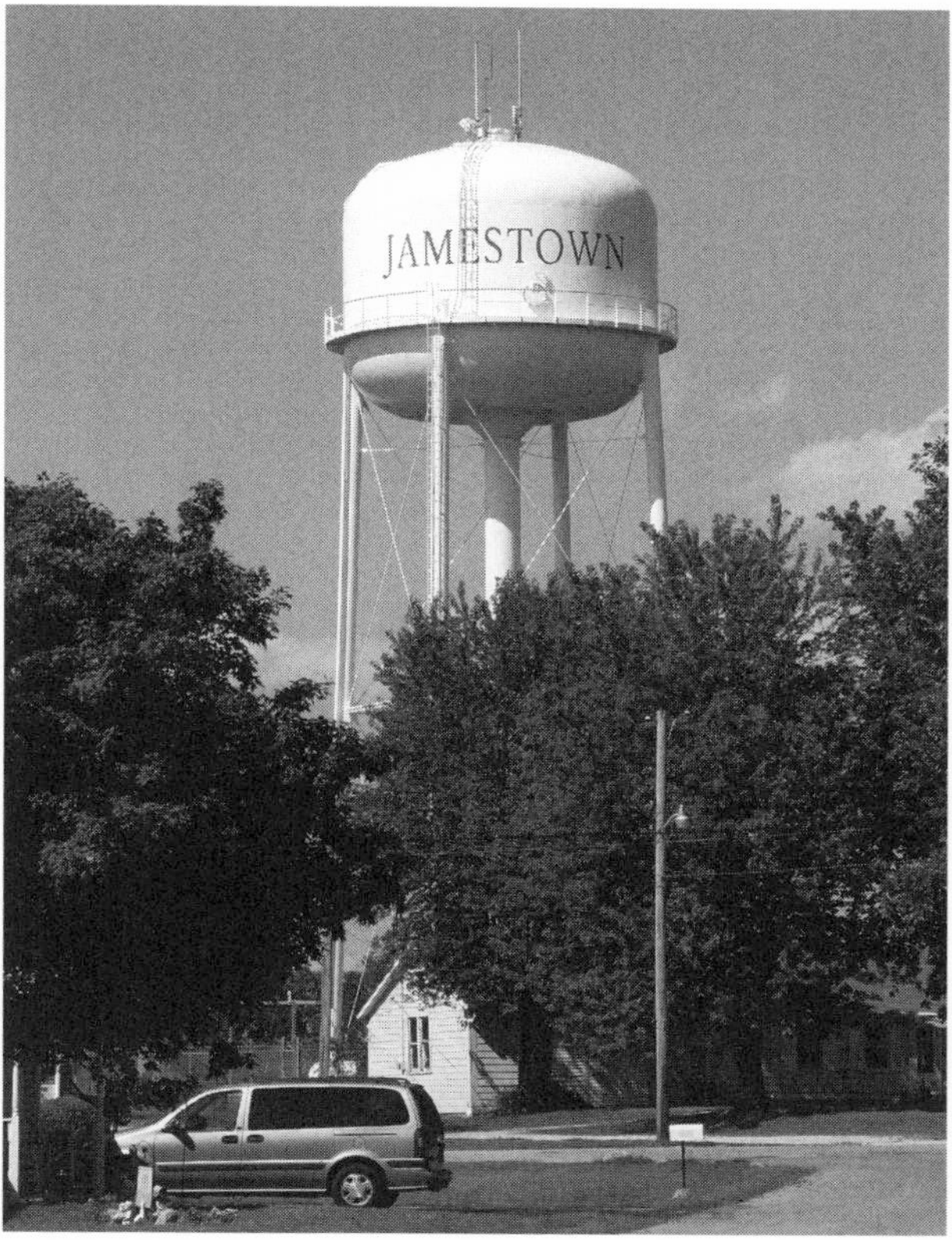

第四章

病の社会格差

——貧困層を直撃する社会制度

インディアナ州ジェイムズタウンの給水塔。農村部ではよく見られる光景。

1　国の豊かさと健康

経済史学者ワーナー・トロスケンは、アメリカの経済成長をもたらしてきた自由は、一方で豊かさを実現し人々の健康状況を改善したが、他方で公衆衛生の介入を困難にし、疾病予防に後れをとったと論じる。つまりアメリカの理念である自由が、国民の健康状況にプラスとマイナスの両方の影響を及ぼしているということである。そして、この自由のイデオロギーは政治制度や法制度の形と運用をも左右しているため、住民の健康維持政策を議論する際には、貧富の格差だけでなく政治制度の仕組みにも注目する必要があると主張する。[10]

一九七〇年代以来、医療史研究者の間では、一九世紀後半から二〇世紀初頭の疫学転換（健康転換）がなぜ起きたのかについて議論されてきた。疫学転換とは、人々の生活や健康レベルが変化したことに伴い、疾病の分布が変わることである。ごくかいつまんで言うならば、コレラや結核のような感染症で死ぬ時代から、がんや脳卒中などの非感染症で死ぬ時代への転換を意味する。

かつては衛生対策や医療技術の進歩や天然痘ワクチンの接種率上昇が、その原因と考えられていた。しかし人口動態統計をよく見ると、衛生状況が大きく改善する前にすでに平均寿命が延びはじめていたこと、結核による死亡率が低下し始めていたことが明らかになってきた。なぜそうなったのか。トーマス・マッキウォン（マキューン）は『人口の近代的増加』（一九七六）において、経済成長に伴う生活水準の向上と栄養改善が人々の健康に影響を及ぼしたと主張し、ここから医療・衛生と経済のどちらが健康状況の改善に寄与したのかの議論が始まった。

現在では、一九世紀後半に始まる疫学転換は、医療、衛生、経済だけでなく、さまざまな要素が複合的に作用して起きたものとして、その内実を検討する状況となっている。トロスケンが検討した自由のイデオロギーの働き方や、上水道建設を可能にした地域政治のあり方も、この流れの中にある。

「はじめに」でも述べたように、国が豊かになればなるほど、国民の集団としての健康状況は良くなる。国民の所得が増えれば、充実した食料からカロリーと栄養を摂取でき、活力と免疫力が増進する。また、網戸やシャワー、エアコンなど病のリスクを下げる設備を備えた家屋に住むことができる。病にかかったときには医療にかかることができる。さらに、安全な水の供給や下水処理のための公共インフラを構築・運営することができるようになり、社会レベルで衛生を下支えすることができる。

そして、健康状態の良い国民はより長期にわたり労働に従事することができるため、安定した所得を得ることで生活水準を保ち、税金や使用料を支払う形で公共インフラを維持する。このような豊かさを当然とする国々では現在、肥満や運動不足などによる生活習慣病のリスクが問題となっているが、貧困国に暮らす人々に比べれば健康で暮らせる期間は長い。

アメリカの豊かさは、生活水準や教育レベルの高さと医療・衛生インフラの充実をもたらしている。上下水道がほぼ整備されているため、不衛生な飲料水を摂取せざるをえない環境にいる人は少ない。水道水の味への不満から飲料水を購入することはあるものの、水道水を飲んで胃腸炎などの水系感染症に感染することは稀である。ほとんどの賃貸住宅にはエアコンが、北部では少なくともヒーターが設置されており、夏季や冬季の健康リスクを引き下げている。

スーパーに行けばさまざまな食材を入手できる。栄養の知識を備えていれば、バランスの良い食事を用意することはできる。女性の教育レベルは男性と変わらず、大学進学率はむしろ女性の方が高い。医療の水準は高く、医療従事者の数も充実している。これらの諸条件はアメリカ人の健康状況をそれなりに良好に保ち、労働生産性を高め、さらなる豊かさを導く。トロスケンのいう、自由がもたらすプラスの効果がここに表れている。

ところが、アメリカは自由で豊かであるにもかかわらず、他の先進国と比べると健康指標は低めである。世界銀行のデータによると、二〇二〇年の平均寿命は日本八四・六二歳、カナダ八一・七五歳、イギリス八〇・九歳、中国七七・一歳、アメリカ七七・二八歳である[11]。

また、同年の一〇〇〇人あたり乳児死亡率では、日本一・八、カナダ四・四、イギリス三・六、中国五・五、アメリカ五・四である[12]。二〇歳以上の糖尿病患者の割合は、二〇二一年のデータで日本六・六％、カナダ七・七％、イギリス六・三％、中国、一〇・六％、アメリカ一〇・七％である[13]。

二〇二〇年にアメリカに拡散した新型コロナウイルス感染症では、二〇二三年四月段階で累積発症者数と死亡者数共に世界一であり、人口比で見ても先進国で一番を記録している。トロスケンがいうように、自由で豊かであるからこそ、その影響がプラスにもマイナスにも働き、健康指標が低めになったように見える。

しかしトロスケンの議論の焦点は、二〇世紀初頭のアメリカ社会である。その時代のアメリカが、他国と比べて市場の自由度や私有財産権の保護が進んでいたのは事実である。とはいえ現代のカナダがアメリカに比べて私有財産権の保護度が低いとは言えないし、イギリスがアメリカに比べて市場の自由度が下がるともいえない。では何が影響しているのか。

2　社会経済的地位と健康

公衆衛生の研究が社会学や政治学、歴史学に広がってくるにしたがって、病の社会格差の議論が活発化している。近年では、どのような制度的、社会的、文化的要素が病のリスクを高めているのかの研究が、各国で行われている。公衆衛生が地域の集団的な疾病予防と健康維持を目指すものである以上、病そのものの理解に加えて、環境要因にも注意を払わなければならないことになるからである。

そこで各国が注目しているのは、社会経済的地位（Socioeconomic Status、ＳＥＳ）が健康と病に及ぼす影響である。ＳＥＳは一般的に収入、教育レベル、職業によって分類される。アメリカの場合はこのＳＥＳに加えて、人種とエスニシティを考慮することが一般的である。

†貧困と病

貧困層が病を得やすいことについては、三〇〇年以上前から経験的に理解されてきた。ヨーロッパではとりわけ産業革命期以降、都市にスラムが形成され、その住民の健康状況が良くないこと、場合によってはスラムから中産階級の居住地域に病が広がることが、公衆衛生専門家の間で懸念されるようになった。

しかし公共政策としての予防対策は急性感染症発生時の検疫と隔離、そして天然痘ワクチン接種に限られており、それ以上の介入はほぼ行われなかった。当時の理解は不潔、不道徳、感染者との接触が病をもたらすというものであり、基本的に個人が行動を改めるべきものとされていた。細菌革命以前の時代には、公衆衛生が政策としてとれる手段は限られており、また政治の側も個人の生活に日常的な規律を要求するという発想は大きくなかった。そこは宗教の役割であった。

一九世紀末に公衆衛生政策が拡大を始めたことによって、貧困と病の関係についての調査と対策がスタートした。ただし、これらの調査はかなり恣意的なものであり、調査地域も限られていた。アメリカの場合は、大都市のスラムに住む移民がそのターゲットとなった。たしかに当時の大都市における貧困層は移民が七割近くを占め、その乳児死亡率や周産期死亡率は同じ都市に住むミドルクラスに比較して高かった。そのため公衆衛生官や訪問看護師による育児の仕方、適切な調理方法、身体と住居の清潔指導が移民貧困世帯に向けて行われた。

また、移民の母親たちが頼った助産師には免許制が導入され、科学的知識を備えた資格者だけが助産に携わるようになった。これは死亡率を引き下げるという点で効果はあった一方で、同じ国出身の、言葉の通じる助産師のほとんどが廃業となり、移民の女性の間には不安が広がったのは言うまでもない。

これらは「自分たちのことは自分たちで決める」ことの結果、すなわち大都市のアメリカ市民が自分たちの街の状況を改善するために決定した結果である。範囲はその都市に限られているものの、機動的に公衆衛生対策をとることができる一例だといえる。一方で都市単位での決定は、その都市に住むアメリカ生まれの市民、つまり有権者のバイアスが色濃く反映される結果にもつながる。

ニューヨークなどの大都市では、貧困層への公衆衛生的介入は移民への介入と同義になった。そして、アメリカ生まれの住民の貧困層は公衆衛生の意識から抜け落ちていくことになった。黒人貧困層への対応は、行政の手からは零れ落ちることが多かったものの、数少ない黒人医師や公衆衛生看護師が互助的に行った。しかし、白人貧困層は学童の健康診断を除けばほぼ放置されていた。そして大都市以外の貧困層は、白人であれマイノリティであれ、存在をほとんど意識されなかった。

一九四〇年代以降には郊外化が進み、かつてスラムを構成していた移民は世代が交代し、多くが郊外へと移住していった。都市スラムに残ったのは黒人だった。一九五〇年代以降は公衆衛生的介入はかなりきめ細かくなっており、黒人への健康教育や検診、ワクチン接種などが進んだ。また黒人世帯の生活調査や栄養調査も行われ、貧困と健康の具体的な関連性が明確化してきた。

大都市スラムに住む黒人の健康状況は悪く、結核をはじめとする感染症の罹患率は高かった。また銃やドラッグによる健康被害も広まっていた。これらの状況を、教育や努力の価値を軽視し、ドラッグ販売などのアウトロー的成功を称揚する「貧困文化」の帰結とする見方があった。自業自得論、もしくは自己責任論の亜種といってもいいだろう。

しかし公衆衛生専門家の見方は違った。スラムの黒人たちは、貧困ゆえに医療にアクセスできず、高等教育を受ける機会もなく、栄養バランスを考えた食事を摂取することができず、免疫力を十分に高めることもできない。貧困は健康を損ない、損なわれた健康は貧困からの脱却を困難にする。「貧困文化」に帰するのではなく、できるところから、例えば学校看護師による児童の健康チェックと歯磨き指導、あるいは高校中退を防ぐ指導から始めるべきだと、公衆衛生専門家やソーシャルワーカーは主張した。

一九八五年以前の公衆衛生関連の論文を概観すると、都市スラムにおける貧困と健康についての研究が多い。黒人に対する健康教育や医療アクセスの改善、公立学校における健康診断の充実化など、さまざまな介入が実施され、その効果が検証されてきた。この取り組みは、一九六〇年代権利革命以後の社会への黒人包摂を推進する動きと相まって、都市在住の黒人住民への保健サービスの向上をもたらした。一方で、一九八〇年代半ば以前には、貧困ラインよりやや上に位置する世帯や人口への取り組みという視点は、ほとんど見られなかったともいえる。

†社会経済的地位（SES）への注目

一九八〇年代半ばから九〇年代にかけて、SESと健康に関する研究が進展した。貧困ラインより上であれば健康リスクは低い、とはいえない状況が研究により明らかになってきたからである。

子供のころから健康的な生活習慣を身につけた者は、SESにかかわらず大人になっても比較的健康でいられる。SESが低い者ほど結核、糖尿病、メタボリックシンドローム、胃腸炎のリスクが高い。SESが高ければ癌の発症率が上がる。ワクチンの普及や治療方法の改善により急性感染症のリスクが下がった時代に、次なる疾病リスクとして浮上してきた癌、心臓病、脳卒中への注目が高まってきたのが一九八〇年代だった。

一九八〇年代はまた、世界がプライマリ・ヘルス・ケア重視へと舵をきった時代である。一九七八年のアルマ・アタ宣言において、WHOは「二〇〇〇年までに世界のすべての人に健康を（Health for all by the year 2000）」を目標とし、健康維持のための対策を重視することを確認した。先進国にとっては医療技術の進歩がもたらした医療コスト高騰を回避するため、いわゆる途上国にとってはより早期で安価な公衆衛生的介入を可能にするための施策である。

これを受けてアメリカでは一九七九年、合衆国公衆衛生局が「健康な人々一九九〇(Healthy People 1990)」を発表し、一九九〇年までに健康寿命を延ばし、高齢者の自立生活をより長く維持するという目標を設定した。具体的には、乳児死亡率を三五％減少させ九％以下とする、一五歳から二四歳への健康教育を通して死亡率を二〇％減少させ、一〇万人につき九三人以下とする、六五歳以上の高齢者の急性・慢性症状を改善し入院・療養を年に三〇日以下にする、などである。

このような具体的な目標を設定しての健康増進の取り組みは、欧米の新しい公衆衛生政策となった。ただし、ヨーロッパ諸国では環境政策と接合されたが、アメリカでは環境改善の視点はそれほど強くない。現在、第五次「健康な人々二〇三〇」において約三五〇の目標を立て、二〇三〇年までに改善する取り組みが進行中である。

とはいえ、アメリカはこれらの目標達成に苦戦している。一九八〇年以来社会的取り組みが効果を上げている喫煙人口激減により、タバコがもたらす肺癌や慢性閉塞性肺疾患などは減少傾向を示している。しかし、これらの疾病はSESの低い層では減少していない。連邦政府が定める貧困ライン以下の層の喫煙率(Garrett, et.al., 2019)は、男性で四一・一%、女性で三二・五%となり、アメリカ人全体の平均一二・五%からすると明らかに高い。

また、貧困ライン以下の喫煙率を人種別にみると、白人男性五〇・九%、白人女性四四・八%、黒人男性四四・一%、先住民男性五三・七%、先住民女性四九・〇%が高いのに対し、ヒスパニック男性二五・五%、ヒスパニック女性一六・八%と、人種・エスニシティの違いが明らかになる。

他にも、すべてのSES集団において男性よりも女性の方が喫煙率は低いが、貧困ライン以下のアジア系は男性(二四・二%)と女性(七・六%)の差が他集団よりも大きいため、ジェンダーとエスニシティのより複雑な関係についても注目していく必要があるとされている。[14]

肥満は、アメリカの国民病とまで言われている。肥満は糖尿病、虚血性心疾患、卒中、痛風などの病につながる。CDCではBMI値が二五以上三〇未満を過体重、三〇以上を肥満症とし、後者の割合を肥満率として示している。一般的に、太平洋島嶼《とうしょ》地域の国々を除けば、富裕国ほど肥満率は上昇する。富裕国ではまた、どのSES層においても上昇がみられる。

ただし、貧困国ではSESが高いほど肥満率が高くなるのに対し、富裕国の場合は逆に、SESの高い層は肥満率の上昇が緩やかであるのに対し、低い層は上昇率が高い傾向にある。これは、富裕国ではSESの低い層が安価な高カロリー低栄養食品を選ばざるを得ない経済状況にあること、適切に運動できる環境が整っていないことなどが原因とされている。

アメリカでは二〇一七年から二〇二〇年三月にかけて行われた全国調査での結果、成人の肥満率が四一・九%と、二〇年前の三〇・五%からさらに上昇したことが明らかになった。貧困と肥満率は緩やかに関係していた（貧困層四六・五%、中間層三九・〇%）が、それ以上に関係性が強かったのは教育レベル（高校中退四六・四%、大卒三四・二%）だった。

人種別ではアジア系の肥満率が男性、女性ともに低く（一七・六%、一四・五%）、それ以外の人種ではおおむね四〇%を超えた。特に高かったのは黒人女性の五七・九%だった。[15]

参考までに、日本のBMI三〇以上の割合（二〇一八年）は成人男性四・三%、成人女性三・七%である。[16] 肥満率に影響するのはSESだけでなく、国や地域の食文化、入手しやすい糖や油脂の種類、子供時代の体型、社会的なまなざし、エネルギー代謝に関わる遺伝子など、諸々が関わっていることがうかがえる。

ＳＥＳの視点からは、メンタルヘルスの分析もまた盛んにおこなわれている。アメリカでは仕事や生活、家族関係のストレスからメンタルヘルスの問題を自覚する者が社会階層を問わず多いが、ＳＥＳの低い層では医療につながる割合が低い。

薬物依存は、かつてはスラム住民、すなわち黒人と結びつけられて理解されていたが、二一世紀に入ってからは白人の割合が高い郊外と農村部における薬物依存が急伸している。都市の薬物関連死が高いことには変わりはないものの、二〇二〇年にはニューヨーク州、カリフォルニア州、ヴァージニア州他五州では農村部の薬物関連死が都市部を超えた。[17] COVID-19の影響を疑いたいところだが、この傾向はそれ以前の二〇一五年頃から明らかになっていた。

数を数えることによって明らかになってきたこれらの健康リスクは、どのような介入をもたらしているのだろうか。

3　顧みられないフロンティア

ＳＥＳに基づく分析が多角的に行われている現在、健康と病の社会的側面はかなり明らかになってきた。都市スラムに住む貧困層・低所得層は黒人とヒスパニックが多い。レジ打ちや荷出し、デリバリー、清掃など低賃金の仕事についている人々は、生活を支えるために長時間労働が常態化する。それゆえ疲労は蓄積し、簡単に手に入って腹を満たせる食事になりがちになる。また子供の教育に手をかける余裕が持てない。そのような世帯に育つ子供は、教育の到達度が低く、大学への進学を早期に断念することになる。

そもそも大学の学費は貧困・低所得層が容易に捻出できるものではない。学歴社会であるアメリカは、大卒資格がなければ低賃金職以外の職に就くことが難しい。

そして、子供の頃に形成された食習慣や健康習慣は、成長してからの健康度を左右する。肥満の就学前児童はそうでない子供に比べて、成人してから過体重もしくは肥満になる可能性が五倍に達するとCDCは警告する。[18] さらに、子供の肥満は自尊心の発達に影響し、メンタルヘルス上の不調につながるとする研究も数多い。

加えて、国民皆保険制度のないアメリカでは、貧困層は基準を満たせば医療扶助制度メディケイドを利用できるが、その基準を満たさない低所得層の場合は民間の医療保険に加入しなければならない。医療保険に加入する余裕がなければ無保険状態となり、医療へのアクセスは遠のく。NPO法人フェアヘルスの調査によると、COVID-19で一週間程度入院した場合、無保険では支払額は七万ドルを超える。[19] メディケイドを利用できる人々は、自己負担額は一五〇〇ドル程度となるが、これは残りの医療費を政府が負担することを意味する。

このように、貧困層・低所得層が抱える問題の構造は複雑化している。ここにさらに医療と公衆衛生の制度的影響が及ぶ。そして高騰を続ける医療費や薬剤費は、貧困層・低所得層だけでなく中間層にも重くのしかかってくる。貧困や病を自己責任と突き放したとしても、構造的に生み出され続ける健康問題は、まわりまわって社会の不安定化をもたらす可能性がある。

ところでこれまでの話の中で、貧困層に関する記述がかなり狭い範囲に限定されていたことにお気づきだろうか。

†見過ごされる非都市部の貧困

SESに関する社会調査研究で提示されるのは、ほとんどが都市スラムの住民である。しかし貧困は都市スラムにのみ発生する現象ではない。アメリカの非都市部――西部山岳地帯やステップ地帯、南部農村地帯、北部のかつての工業地帯など――における貧困は、概して都市スラムの貧困以上に深刻である。これら非都市部貧困地域では、雇用機会が都市よりも少なく、主要産業が破綻した場合の衝撃が大きい。そして教育レベルは都市スラム住民よりも低い傾向にある。

子供の貧困率は特に高く、非都市部平均で二一・一%（都市部一六・一%）、子供の貧困率四〇%以上を記録した一三八カウンティ（郡）のうち一二七カウンティが非都市部であった（二〇一五―二〇一九）[20]。これらのカウンティには、ミシシッピ州やジョージア州、テキサス州など南部諸州の黒人もしくはヒスパニックの多い地域や、サウスダコタ州、アリゾナ州とネヴァダ州にまたがるインディアン保留地が含まれるが、白人住民の多い地域も存在する。

さらに、非都市部の最貧困地域ではガスや電気などのユーティリティを欠き、インターネットアクセスの存在しない場所がある。健康と疾病に関するリアルタイムの情報格差は、かなり大きい。そして、衛生上重要な清潔な水の供給についても問題がある。

現代のアメリカでは、少なくとも一四〇万人が屋内の水道設備、つまりシンクやシャワー、水洗トイレを持たずに生活していると推定されている。彼らは水をタンクで購入するか、井戸を使用することになる。全米地理調査によれば、実際に住民が使用している井戸の二三％で、健康被害が懸念されるレベルの大腸菌やヒ素、硝酸塩、ウランなどが検出されている。[21]

このように、非都市部の貧困は都市スラムの貧困と比較してかなり深刻である。都市スラムでは、一時的に電気設備系統や水道設備に不具合が出たとしてもじきに修理がなされるし、デバイスさえあればすぐにインターネットにアクセスできる。住民が水系感染症にかかったり、重金属や化学物質に汚染された水を摂取したりする可能性は低い。

にもかかわらず、メディアによる報道でも研究者による社会調査分析対象としても、貧困層といえば都市スラムに焦点が当てられがちである。現代のアメリカでは非都市部人口が全体の約一四％（約四四〇〇万人、二〇二〇センサス）と少ないからだろうか。そうではあるまい。

先に説明したように、かつてアメリカの大都市では貧困はスラムに住む移民のものと理解されていた。それが一九五〇年代にはスラムの黒人の特徴と認識されるようになった。貧困や社会問題を、都市における人種とエスニシティで解釈することが当然となっているアメリカ社会の視点が、非都市部の貧困と病の問題に注目が集まらない状況を作り上げている可能性がある。

「水へのアクセスを欠くことは公衆衛生上の危機である。我々はすべての人が清潔で安全な水にアクセスすることを基本的人権の根幹と認識し、それらを阻害するものに今すぐに対応しなければならない。」[22]これは、いわゆる開発途上国に対して発せられたメッセージではない。過去一〇〇年にわたってGDP世界一であり続けているアメリカの一部地域が置かれている現状をアピールするために、市民団体 DigDeep が二〇一九年に発したものなのである。

†非都市部の健康リスク

非都市部の高齢者福祉保健を研究するコリーン・ガランボスは、非都市部の健康状況を

「顧みられないフロンティア」と呼んだ。[23] 各種統計は、非都市部の貧困と健康問題の深刻さを浮かび上がらせる。

非都市部の二〇〇五―二〇〇九年の平均寿命七六・八歳は都市部のそれよりも二歳短い。しかも二〇一〇年から二〇一九年には非都市部ではさらに下がり（男性マイナス〇・三、女性マイナス〇・二）、都市部では伸びた（男性〇・二九、女性〇・五五）。[24] 乳児死亡率は、非都市部で一〇〇〇人あたり六・五五、都市部では五・四四となる。成人の肥満率は、非都市部で三四・二％、都市部で二八・七％である。

ＣＤＣは非都市部における糖尿病、心臓病をはじめとする循環器系疾患、脳卒中の発症率が都市部よりも多いことを懸念している。メンタルヘルスの問題を抱えている人の割合は非都市部も都市部もそれほど変わらないが、自殺率は非都市部が二倍を記録している。[25]

これらの値は、一般的に描かれる農村のイメージ、すなわち農村部は大都市と違って空気も水も清浄であり、ストレスは低く、自然の中でよく体を動かしている、というものはかなり現実と乖離していることがわかる。

これは医療アクセスの問題が関連しているのは言うまでもない。人口一〇万人当たりの一般開業医数は非都市部で三九・八であり、都市部の五三・三よりもかなり低い。[26] しかも人口密度の違いは大きい。広大で人口過疎な農村部では、最も近い病院まで自動車で三時間以上かかることが珍しくない。心臓外科医などの専門医になるとさらにこの数字は下がる。

州や地域の医師会は以前からこの状況に警鐘を鳴らしており、非都市部の医師の数を増やそうと働きかけを進めている。しかし農村部出身の医学生を育成しても、彼らが農村部に戻って開業するとは限らない。

加えて、非都市部の生活スタイルが糖尿病や循環器系疾患のリスクを高めている。自動車がなければどこにもアクセスできない環境、伝統的ではあるが脂肪分過多の単調なメニューになりがちな食生活、喫煙率の高さ、酒の消費量の多さは、都市貧困層と比較しても健康診断の結果を思わしくないものにする。

そして小さなコミュニティの濃密な人間関係は、助け合いという点では機能するものの、メンタルヘルス上の問題を抱えていることを外に言い出しにくい状況でもある。さらに、大卒以上の割合が少ない人口構成では、健康と病の科学的理解がなかなかアップデートできない。この状況の中で「自分たちのことは自分たちで決める」分権的政治制度は、公衆衛生専門家から見れば不十分な公共政策しか打ち出せない。

ここでも問題は構造的である。公衆衛生と医療の専門家は、二〇世紀初頭から繰り返し非都市部の医療と健康状況の問題点を指摘し続けている。しかし貧困を都市の人種とエスニシティに結びつける発想の強いアメリカ社会では、ジャーナリズムも社会的な研究調査も非都市部貧困地帯を素通りしていく。例外的にインディアン保留区住民の健康と福祉には研究者の関心が集まるものの、それは先住民がエスニック的視点からとらえられやすいためという理由かもしれない。

それでも、南部の黒人やヒスパニックが多い非都市部貧困地域は無視されている。これは黒人やヒスパニックだから無視されているというわけではない。連邦、州、地方政府の行動を促す「健康な人々二〇二〇」でも、非都市部の課題を改善するための具体的目標設定はほとんど行われていない。これは、非都市部における健康データが網羅的に収集されておらず、また調査も継続的でないことが原因である。公衆衛生の三本柱である、数を数えること、健康教育をすること、行動変容を促すことが、非都市部では十分に機能していない。農村部貧困層は、まさに「顧みられていない」集団である。

近年、非都市部の人口構成に変化が生じている。かつての非都市部は南部諸州を除けば圧倒的に白人住民が多かった。しかしここ二〇年でヒスパニック系の割合が増加してきた。

これはメキシコ系移民が増えているというよりは、白人若年層の都市部への大規模移住が原因である。

若年層は教育や雇用を求めて非都市部から出ていき、それ以外の者は残る。その結果、人種エスニシティ構成は二〇年前に比較して多様になった。同時に高齢化が進んでいる。そして農村部人口は全体として収縮しており、医療アクセスはますます厳しくなる。COVID-19は、このような農村部に大きな衝撃を与えた。

4 COVID-19と社会経済的地位

現代の先進国の社会では、さまざまな役割が複雑に絡み合いながら、その時々で妥当なバランスポイントを模索し続けている。あらゆる物や情報、サービスが、生産、加工、流通の過程を経てエンドユーザーに届けられ、エンドユーザーの感想や反応がまた次の生産、加工、流通を生み出していく。また、教育は多角的な刺激とガイダンスによって人的資源を開発する。福祉は社会的弱者を支えつつ、支え手という多くの雇用を生み出す。警察は治安を維持し、軍隊は国家の安全を支え、宗教は心の安定と救いへの道を示す（どれも本来の役割として）。そして医療は幅広く病に対応する。

すべての役割は、それを果たすために他の複数の役割を必要とする。他の役割に支えられていない役割はほとんどない。今日あなたが食べた朝食は、どれだけの人の役割を経てあなたの前に出てきたのだろう。あなたがトイレで排出したものは、どれだけの人の役割を経て処理されていくのだろう。役割には大抵対価が設定されており、それは役割によって大きく異なるが、どれかが欠ければ小さなトラブルが、もしくは大きな困難が発生する。そして、対価の低く設定されている役割が欠けたところで小さなトラブル発生で済む、というようには現代社会はできていない。

†都市エッセンシャルワーカーの苦闘

COVID-19は、この構造に大きなストレスを与えた。その最前線に立っていた、あるいは立たされていた人々がエッセンシャルワーカーである。エッセンシャルワーカーとは、我々の日常生活を維持するために必要不可欠な役割を果たす人々を意味する。具体的には水道や電気など公共インフラを支える人々、食糧生産・加工を担う人々の他、運輸、交通、医療、介護、保育、清掃などが挙げられる。

これらの中にはすべてオンラインで果たせる役割がある一方で、直接現場に出向き人と接触しなければ成り立たない役割がある。COVID-19下において、公衆衛生政策である外出自粛を支えるために、また医療を機能させるために、さまざまな役割が継続して要請される事態となった。それらを担った人々は、役割を果たすことの責任感や、役割を果たさないことで失われる収入と、自身の感染リスクを比較考量しながら働くこととなった。

医療従事者は仕事の性質上、患者から感染するリスクが高い。COVID-19では医療従事者が感染するリスクは、一般の四倍に達することが報告されている。[27] 医師、看護師、検査技師、救急担当などの医療従事者は、防護服や高機能マスクを着用し、手指の消毒に努めるだけでなく、ワクチン接種が義務づけられた。それでも医療従事者の感染は相次ぎ、病院によっては一時的に新規患者受付の停止を迫られた。また、同僚の欠勤と自己隔離に伴い、スタッフ一人が担当する入院患者の数が激増し、多くの医療従事者は疲労困憊に陥った。これは、どの国でも同様の状況である。

ニューヨーク市の場合、SESの低い層が多く暮らす地区に近い病院では、それ以外の病院と比較してより困難な状況に直面した。人口過密地域であるニューヨーク市では、当初から陽性者数の伸び率は高かった。その中でも小売業や宅配など人と接触する職種では、COVID-19陽性率は一般の二倍になると言われている。

ジョン・F・ケネディ空港にほど近いブルックデール病院では、その他の病院に比べて多くの地元患者を受け入れることになった。この地域はスーパーマーケットのレジや荷出し担当、商店や小規模レストランのデリバリースタッフなどのエッセンシャルワーカーが多く居住している地域である。そしてブルックデール病院はいわゆるセイフティネット病院の一つ、つまり貧困層向け医療扶助の受給者を受け入れる、地域医療の最後の砦というべき病院である。

この病院は、中高所得者で医療保障の多い人々を多く受け入れる病院に比べれば、病院のリソースもスタッフの人数も少なく、また高度な治療を選択することもできない。緊急救命室のベッドは十分な距離を保つことができず、医療スタッフは他人との直接接触を回避できない。これらの事情が患者の致死率とスタッフの感染率を高めていくことになった。

ニューヨークなど大都市の例が示すのは、SES低位の人々のCOVID-19陽性率の高さ、世帯内感染の多さ、医療へのアクセスの遅さ、重篤化する割合の高さである。この層の人々はそれ以外の人々と比較して、肥満率が高かったり基礎疾患を持っていたりなど、もともと健康状況が良好ではない。そしてワクチンへの警戒感が高い。

低所得の人々は人と接触することが避けられない仕事についていることが多く、その仕事群は多くが不安定で、有休制度や病欠の保障のない種類のものである。ニューヨーク市のような物価と家賃の高い大都市では、彼らはできる限り働くことで所得の減少を避けようとする。夫婦であれば双方が働き、独身であれば誰かとアパートをシェアする。その結果、誰か一人が感染すれば、同じ世帯内に感染が広がる可能性が高まる。

彼らが加入する安価な医療保険は、医療サービスのカバー範囲が限定されており、高度医療を受けることができなかったり、薬の自己負担部分が多かったりする。医療保険に加入していない人もいる。そのため、感染した際にはできるだけ自力で回復を期待することになる。そしていよいよ自力での回復見通しが立たなくなったときに病院に行くことになるが、そこで高度な治療を受ける選択肢はない。幸いにして回復した場合、今度は医療費の請求と、休んでいる間に入らなかった収入の間で悩むことになる。

COVID-19はSESの中にもともと存在した健康格差、収入格差、感染リスク格差をさらに拡大したといえる。

†非都市部の医療崩壊

COVID-19は、大都市の貧困地域で最も高い感染率と致死率を記録した。大都市の過密な環境と、医療へのアクセスを躊躇する行動が、この状況を生み出した。

それではソーシャルディスタンスのとりやすい非都市部ではどうだったか。CDCの国立衛生統計センターの報告によれば、年齢調整致死率で比較すると大都市貧困地域（一〇万人あたり九七・七）に次いで致死率が高かったのは非都市部（過疎地域九〇・六、町村部八六・五）であった。大都市の周辺域や中小都市は、これよりも低い。そして女性に限れば、大都市貧困地域よりも非都市部過疎地域のほうが致死率が高い。[28]

空港や港を持つ大都市から広がったCOVID-19は、二〇二〇年七月段階までは大都市を中心に感染が拡大し、死亡者数を積みあげた。人口の密集していない非都市部では感染拡大ペースは速くなかったが、死亡者数は伸び、二〇二〇年七月には致死率において大都市を超えた。以後、ワクチン接種が開始された後も、非都市部のCOVID-19致死率は都市部を超えたままである。

ワクチン接種の機会については、非都市部でもそれなりに確保されている。公衆衛生専門家は大都市の低ＳＥＳ地域に接種所を多めに配置し、非都市部でも接種会場の設置を進めた。しかし接種会場の人口当たりの密度は接種率の高低とはほとんど関連性がなく、ワクチン接種率はむしろＳＥＳとの連関が強いという結果が出ている。

都市部と比較すると非都市部は高齢化率が高く、肥満や高血圧などの基礎疾患を持っている人が多く、医療へのアクセスが不便である。また、都市部ではドラッグストアなどで感染検査キットを入手しやすく、自らの感染を早期に自覚することができるが、非都市部ではその機会が少ない。その結果、症状の軽い人や無症状の人が感染を広げやすくなる。非都市部の傾向として、親族や近隣の友人による助け合いが病の人を支えているが、これがCOVID-19下では感染を拡大させ、致死率を引き上げることとなった。

また長期にわたる人口減少により、地域の病院がすでにかなり体力を奪われていたことも、非都市部の苦境を増加させた。ノースカロライナ大学の調査によれば、二〇〇五年以来、非都市部では少なくとも一九二の病院が閉鎖となっている。そのうちの八八は入院対応を取りやめて外来診療のみに転換し、五は入院を取りやめ救急診療のみに、そして九九は完全に閉鎖した。[29] 地域内にＩＣＵ（集中治療室）を持たないカウンティは、半数に上る。

救急救命医療協会（Society of Critical Care Medicine）の調査によれば、二〇二〇年四月段階で非都市部にはアメリカ全土のICUのベッド数のわずか一％しか配置されていなかった。[30]これは単にベッド数が足りないだけでなく、急性期医療に携わるスペシャリストの数や、人工呼吸器などの設備が少ないことを意味する。そして限られた医療者のうち多くがCOVID-19患者への対応に当たる中、通常の医療は後回しにされていく。

非都市部の一部では、逼迫する医療従事者に対応するため、引退・退職した医者や看護師の復職を促す他、他州の医療免許を持っている人の就労を認めたり、インターンや医学生の活動範囲を広げたりなどの州法またはカウンティ法改正を行った。知事や首長の行政命令で実施したところもある。「自分たちのことは自分たちで決める」政治の形の中で、すぐに対応した地域がある一方で、対応がかなり遅れた地域があった。

さらに、医療資源の逼迫に対してアメリカ政府は多額の補助金を支給し、医療機器や薬品・衛生消耗品の購入、換気設備の更新、新規スタッフ雇用などに充てさせた。州政府やカウンティ政府も同様の補助金を拠出しているところがある。しかし、これらの政府補助金を適切に配分する行政の対応もまた、地域によって大きな違いがある。期限付きのスタッフしか雇わなかったため、結果として次の感染流行が来たときにそのスタッフが雇用停止となる例が数多く報告された。

非都市部は小麦やとうもろこし、野菜、果物、食肉、水産など食料生産を担っているだけでなく、加工工場のほとんども支えている。また、天然資源の採掘、一次加工、製造業の一部もここが担っている。COVID-19下でこれらの産業の担い手が一時的に減少することは、アメリカの食と工業製品の生産に打撃を与える。

実際、感染者の激増により多くの食肉工場や食品加工工場で生産が一時的にストップした。また、罹患した労働者のうち体調の回復が遅れたり長く後遺症に悩まされたりしている人は、罹患前と同様に働くことができないでいる。

アメリカ連邦議会はこの事実を重く受け止めるとしているが、非都市部の健康問題を看過し続けてきた歴史が変わるかどうかは現段階では定かではない。医療と公衆衛生はそもそも州や自治体が管轄するものであり、連邦政府ができることは情報と補助金の提供だからである。そして州政府や自治体は、早いところはすでにそれなりの対応をしているが、対応ノウハウを持たないところや対応への政治的意思を欠くところでは物事は簡単に進まない。一時的に連邦補助金が入ったとしても、その適切な運用に苦労している。

アメリカの医療の問題といえば、医療保険に注目が集まる。もちろん医療保険の問題は大きい。しかしそれ以外にも、医療サービスと医療資源の地域的不均衡、医療スタッフの専門性、地域保健を支える行政の姿勢など、さまざまな問題が噴出している。

†公衆衛生に不都合な「自由」

アメリカは自由であるがゆえに繁栄し、また自由であるがゆえに健康と医療のリスクを抱えているとトロスケンは論じた。自由を守るための政治制度が両義的にアメリカ人の健康に影響を及ぼしているという見方である。ここに社会経済的状況と地域格差、人種の違いを重ね合わせると、その問題の重層性が浮かび上がってくる。

アメリカ人が自由の根幹と位置づける「自分たちのことは自分たちで決める」制度は、うまく働けば地域の事情に即した対応を適宜行うことができる。大都市の外出自粛命令や柔軟な検査体制の構築、地方における医療従事者の柔軟な登用などである。しかし「専門家権力への不信」が「自分たちのことは自分たちで決める」と結びついている地域では、COVID-19のワクチンへの不信からワクチン勧奨を積極的に行わない、COVID-19の危険性そのものを疑う、マスク着用指示をうさんくさいものととらえる、などの選択と行動が支持されていく。

これらの地域はSESが低い傾向にあり、科学的情報のリテラシーが低く、地域として十分な公共インフラと医療インフラを持たず、それらを改善するための政治的意思も財政的裏づけも低いままである。現状では連邦政府による補助金もこの部分を改善できていない。

アメリカの統計は、これまで人種やエスニシティごとの違いに大きな注目を置いてきた。収入、教育、健康格差も人種とエスニシティによって解釈されてきた。同種の集団が集住する傾向にあるアメリカでは、それでもある程度の対策を取ることができ、それらは効果を上げてきている。ヒスパニック系が集住するニューヨーク市スパニッシュ・ハーレム、黒人住民の多いシカゴ市サウスサイド、メキシコ系の多いヒューストン市デンバー・ハーバーなどである。

一方で、人種やエスニシティへ過度の責任転嫁もしくは過度の原因の読み込みが起きる可能性もある。二〇世紀初頭、チャイナタウンからペストが流行したサンフランシスコ市では、チャイナタウンの中国系住民に対する外出制限が行われた一方で、白人がチャイナタウンを出入りすることは認められた。感染防止対策としてはまったく不十分であったが、病を人種によって解釈する当時の社会では政治的に正しい決定であった。とはいえこれがサンフランシスコ市のペスト流行を拡大させたことは否めない。

科学的に見れば病に関係する人種ごとの遺伝子の違いがあることが少しずつ明らかにされており、研究も進められているが、それは生活習慣や居住環境がもたらす人間の身体の個別的な違いを超えるものなのかはまだ不明である。

COVID-19はこれまで見過ごされてきた非都市部における状況をクローズアップした。どのような研究が行われ、どのような知見がメディアを通して一般社会に共有されていくのか、どのような具体的対策がとられていくのかは、これからの課題である。

非都市部の高齢化と人種エスニシティ的多様化が対策の必要性を一般に認識させていくことになるならば、アメリカ社会の思想的・認識的傾向を逆手に取ったひとつの前進になるのかもしれない。しかし、「自分たちのことは自分たちで決める」制度が、そして「専門家権力」をうさんくさいものと考える傾向が、公衆衛生にとって不都合なものであり続けることは確かである。

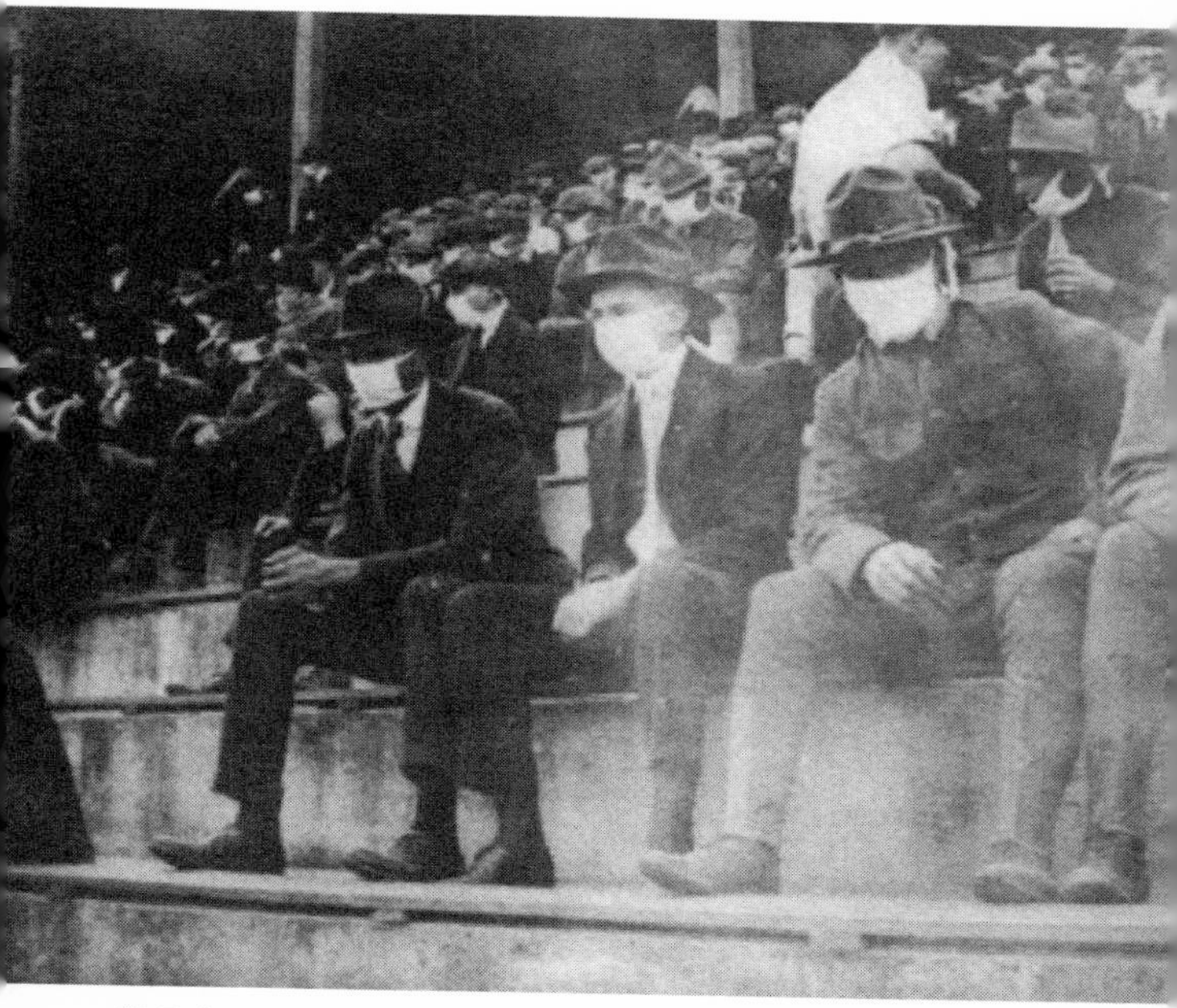

第五章
社会の分断
――「マスク着用」が象徴するもの

「スペイン風邪」流行中の、ジョージア工科大学のフットボールの試合を観戦する人々。

1918年

COVID−19パンデミックは、先進国の公衆衛生対策の類似点とともに相違点も明らかにした。マスク着用をめぐる意識は、その最も大きな違いである。日本では、COVID−19の初期からほとんどの人がマスクを着用していた。二〇二〇年一月末からはマスク不足が発生し、ドラッグストアでマスクを買い求める人の長い行列が発生したり、ネットショップでマスクが高値で取り引きされたりし、マスクの転売で儲ける人々や、在庫の尽きたドラッグストアの店員に食ってかかる客に大きな批判が集まった。人々はマスク着用を自分の感染予防だけでなく、他人への感染防止としても受け入れ、マスクを着用しない人には攻撃的な言葉を浴びせることがあった。

二〇二二年半ばごろには、熱中症などのリスクを考慮し、場所によってはマスクを外してもよいとする厚生労働省のメッセージが出された。子供のマスク着用に発達上の不安を覚える保護者からは歓迎されたものの、多くの小中学校でマスク着用が促された。そして二〇二二年一一月からのCOVID−19感染者数増加（第八波）によって、マスクを外すことの議論は再び下火になった。二〇二三年三月に、マスク着用を任意とする政府方針が出されたが、四月の時点ではまだマスク着用を選択する人は多い。

COVID−19以前から、花粉症や風邪対策としてマスクを着用する習慣があった日本とは異なり、アメリカではマスク着用は人々の大きな抵抗を招いた。アメリカの社会的文脈では、マスクは医療に携わる人のもの、もしくは犯罪者など顔をさらしたくないと考える人のものと認識されており、それ以外にも弱さの象徴、男らしくないもの、などネガティブなイメージが大きい。医療者が医療の場で着用することを除けばそもそも悪い印象があったマスクは、二〇二〇年大統領選挙では政治的分断の象徴的な存在として取り上げられることで、さらに社会の分断を強化することになった。

アメリカ社会におけるマスクの悪印象は、どのように作られてきたのだろうか。実は、これについてのアメリカにおける研究はごくわずかである。アメリカ人の関心は逆に、なぜアジア諸国ではマスク忌避感が存在しないのかに集まっている。人は、自分が当然と考えることから物事を見て他者を評価するという例であろう。まずはアメリカの経験を、歴史をひもといて見ていこう。

1　「スペイン風邪」とマスク

アメリカ人が広くマスクをつけるよう要請されたのは、一九一八年から一九一九年の世界的インフルエンザ大流行、いわゆる「スペイン風邪」のときが最初である。それ以前に鼻と口を覆う例がなかったわけではないが、それは一般人が習慣的に行うものではなかった。

マスクと聞いてアメリカ人が想起するのは、パーティやハロウィンの仮装で使う仮面や、黒人や移民に対して攻撃的な言動を繰り返す団体クー・クラックス・クランの参加者が着用する顎《あご》まで覆う頭巾、もしくは野球のキャッチャーやアメリカンフットボール選手などが着用するヘルメットつきマスクだった。風邪やインフルエンザの予防にマスクは必要なのかと多くの人が訝しみ、その効果について議論が交わされた。

医療現場でも、一九一〇年代まではマスクを使用せずに治療にあたることが一般的であり、一九二〇年代にも、手術時にマスクを着用することに意味があるかどうかの論争がドイツとアメリカで起きていた。手指の消毒や手術器具の熱湯消毒はこの時代には当たり前になっていたものの、医師たちは自分たちがマスクを着用することが患者に影響するかどうか、患者から医師や看護師への感染が起きるかどうか、確信を持てないでいた。

飛沫感染や飛沫核感染についての理解はまだ浅く、彼らの感染予防論は体液や分泌物、排泄物の熱消毒に留まっていた。「スペイン風邪」の際、一部の医師はマスク着用の意義を主張し、病院の看護師などにも着用を促したが、多くの医師は呼吸が妨げられれば集中力を落とすことになり、それは患者への処置に影響すると考えていた。

その後、看護師やインターンの間にはマスクを着用する動きはでてきたが、医師のマスク拒否は一九三〇年代まで残ったとされる。[31]「スペイン風邪」パンデミック時のマスク着用勧告は、このような社会的理解の中で発出されたことを押さえておきたい。

†「スペイン風邪」

一九一八年の「スペイン風邪」は、全世界でおおよそ五億人が感染し、少なくとも五〇〇〇万人以上が死亡したと推定される、まごうかたなきパンデミックである。アメリカでも約六五万五〇〇〇人がこのインフルエンザで命を落としたとCDCは推計している。[32]

一九一八年四月から八月ごろまでの感染第一波では致命率は低く、人々は季節外れのインフルエンザに戸惑いながらも、大きな問題とは考えていなかった節がある。もしも第一次世界大戦のヨーロッパ派兵のために兵士を招集しキャンプで訓練していなかったら、この第一波はアメリカ国内では見過ごされていたかもしれない。

アメリカ政府がインフルエンザを認識したのはカンザス州のフォート・ライリーにあるキャンプ・ファンストンで三月に一〇〇名のインフルエンザ罹患者——キャンプに到着して間もない新兵——が発生したことによる。キャンプ・ファンストンではその後、罹患者が激増し、一一〇〇名以上が入院、三八名が肺炎を起こして死亡した。アメリカ政府は、このキャンプを含む各地のキャンプから兵士をヨーロッパ戦線に派遣し、四月にはフランスのボルドー近郊に開設されたアメリカ軍用キャンプでも肺炎による死者を出している。

アメリカ戦争省と合衆国公衆衛生局には懸念が生じたかもしれないが、この時代の訓練キャンプにおける麻疹や天然痘などの感染症の集団発生と死亡は珍しいことではないため、換気の徹底、療養施設への発症者の収容、経過観察といった通常の対応を維持したに留まった。少なくとも戦争省と合衆国公衆衛生局の報告書には、一九一八年前半に特別な対応をとった痕跡は見当たらない。軍キャンプを抱える諸地域でも、看護師の派遣などの対応はしたものの警戒感は低く、「たちの悪いインフルエンザ」程度の認識だった。

しかし、インフルエンザは確実に地域社会へ、そして第一次世界大戦中の世界へと広がっていった。このインフルエンザが「スペイン風邪」と呼ばれることになったのは、交戦国が情報戦の一環としてインフルエンザ罹患状況の報道検閲を課している中、中立国であったスペインが国内の感染と死亡の状況を詳述したからだと言われている。

一九一八年九月から一一月の第二波、一九一九年一月から五月の第三波では、致死率の急上昇が見られた。それまでのインフルエンザでは〇・一%程度だった致死率は、一九一八年の第二波では二・五%と記録されている。これは感染第一波の中でウィルスの変異が起きたためと考えられる。一九一八年九月、マサチューセッツ州ボストン近郊のキャンプ・ディーヴェンスでは、兵士一万四〇〇〇人以上が発症、七五七名が死亡した。一〇月には、アメリカ全土で兵士と民間人あわせて約一九万五〇〇〇人が命を落としている。

大都市のニューヨーク、フィラデルフィア、シカゴ、サンフランシスコなどでも、感染者の大量発生に苦慮することとなった。第一次世界大戦参戦にともない、アメリカ各地で医師が軍に志願しており、地域社会では深刻な医師不足が発生していた。そのため米国赤十字各支部はビジネス界にボランティアの看護師を募集し、また地域の訪問看護師や看護師経験のある人々が集められ、医師に代わって患者の対応を行った。彼女たちも多くがインフルエンザに罹患し、落命した者も少なくない。

実際のところ、インフルエンザの被害状況は軍と大都市を除けば推定でしかない。当時のアメリカは、死亡統計や疾病統計が未整備だった。マサチューセッツ州やニューヨーク州、そしてシカゴやフィラデルフィアなどの大都市では統計を整備していたが、南部や中西部、西部諸州では、都市のみ統計を取っていた州、疾病報告制度が存在しない州などさまざまあった。

軍隊については連邦政府が統計をとっていたため、おおむね正しい数値および経過が記録されている。ここまでの記述に軍の状況が多いのは、記録と統計が存在しているからにすぎない。すべての州で出生統計、死亡統計が整備されたのは一九三三年のことである。

当時のアメリカは、どのようにインフルエンザに対応したのか。当時はインフルエンザワクチンは開発途上であり、まだ効力のあるワクチンは作られていなかった。抗生剤もなく、細菌性肺炎を併発した時の治療は存在しなかった。発症者は自らの体力と免疫力にたのむだけであった。基本的には発症者に対しては、換気と採光、水分・栄養補給が行われ

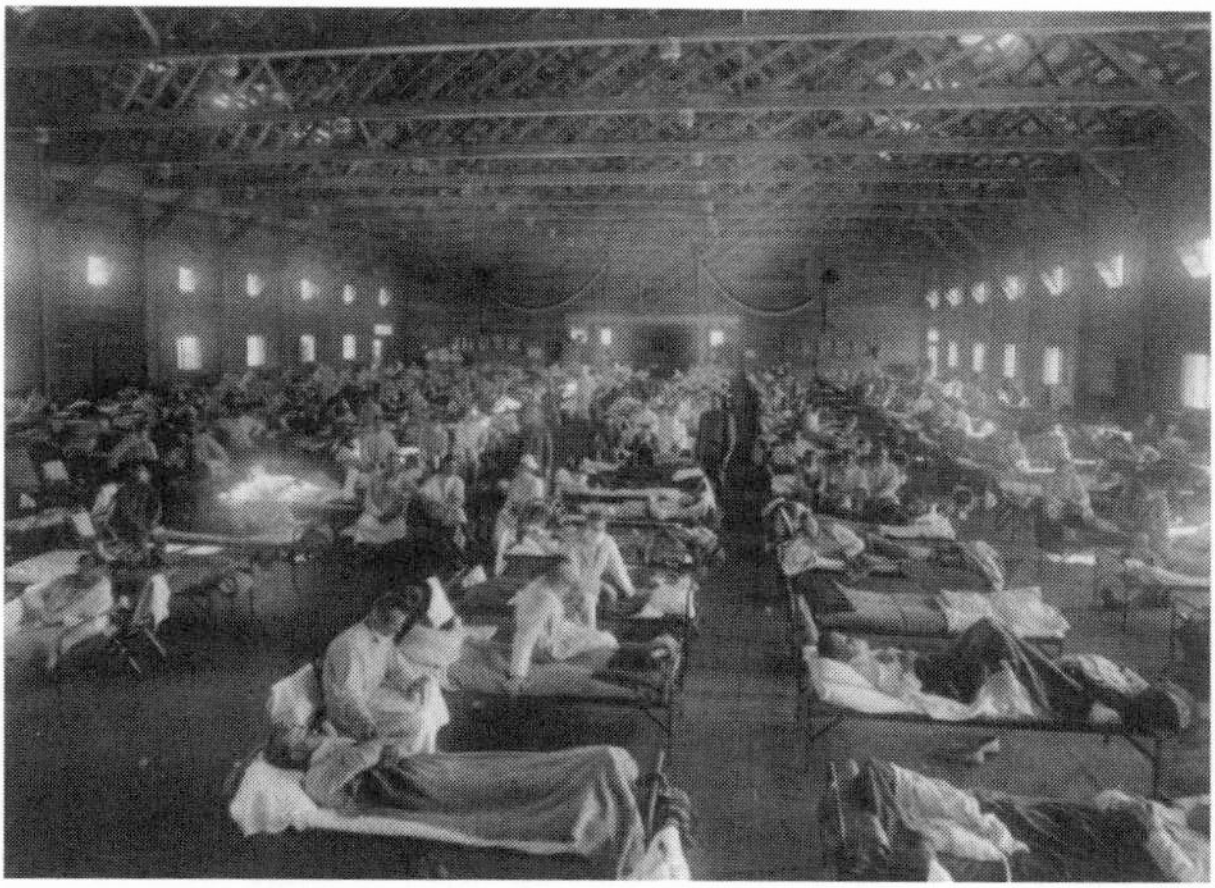

「スペイン風邪」を発症した兵士に対応するためカンザス州キャンプ・ファンストンに開設された救急病棟、1918年

た。

新鮮な空気を確保するために、学校や体育館、市民会館など広いスペースを確保できる場所が臨時の病院に作り替えられた。インフルエンザ患者を収容する広いホールは「スペイン風邪」のイメージを作り上げ、そのような場所さえも利用しなければならないほど多くの患者が発生したと説明するウェブサイトがある。たしかに患者は多く発生したが、実際には病院の病室よりも換気がしやすいとして、広いホールは進んで使われた。

この時代は人種によって対応を変えることが当然だったため、黒人患者はこれらの療養ホールへの受け入れを拒否された。また医療者不足に直面しながら、黒人医師や看護師の就労を求めることもなかった。南部メリーランド州ボルティモアのプロヴィデント病院は市で唯一の黒人専用病院だったが、この時は黒人患者は受け入れ停止となり、白人の患者のみが入院することができた。

とはいえ黒人のインフルエンザ罹患率と死亡率が高まるにつれ、各都市は何らかの対処を迫られた。ヴァージニア州リッチモンドでは黒人患者を病院の地下室に受け入れ、後に近隣の小学校に黒人医療者を確保して黒人用の収容施設を開設した。しかし殺到する患者間の距離をとることができず、医療者や家族の間に感染はさらに広がった。

ちなみに一九世紀末から二〇世紀初頭は、黒人は「生来的な体質の弱さ」を持つと理解されていた。そのため黒人のインフルエンザ罹患率や死亡率の高さも、体質的な脆弱性で説明された。しかしながら、この時代の黒人が直面していた差別と貧困、狭いアパートに多くの家族が集住しなければならない環境、そして医療アクセスへの限定が、感染と死亡を押し上げていたことにはそれほど注意は払われなかった。

インフルエンザに関して医療ができることは限られていたため、予防はとりわけ重要であった。一九一八年九月に感染第二波が発生した時、それまで行われてきた換気、採光、集会禁止などの行動制限に加えて、大都市の公衆衛生専門家はマスクの着用を市民に呼びかけ始めた。医師の多くがマスクの感染予防効果を疑っていたことは前述の通りだが、公衆衛生官は予防のために少しでも可能性があると思われるものを推進し始めた。

†他者への配慮、自己防衛

「スペイン風邪」感染第二波への公衆衛生的対応は、まずは行動制限から始まった。アメリカ公衆衛生協会は地域の公衆衛生機構に集会禁止を指示するよう呼びかけた。都市では教会の礼拝の自粛、酒場やダンスホール、レストランなどの営業停止、映画館の一時閉鎖などが実施され、結婚式や葬式も小規模にされた。

公立学校を休校にすることについては地域の判断は分かれた。子供の教育を止めてはならないという意見がある一方で、学校での感染拡大を食い止めなければならないとの意見も大きかった。フィラデルフィア市やニューヨーク市では学級閉鎖や学校閉鎖の措置を決めたが、その決定がなされた時にはすでに学内での感染が広がっており、後に感染予防という点で遅きに失したと批判されることになった。

また、第一次世界大戦時のイベント、たとえば地域における戦争公債発売集会や帰還兵の歓迎集会、そして一九一八年一一月の休戦を祝うパレードが地方政府により各地で開かれており、これが感染を広げたことも報告されている。発症者は自宅隔離を命じられ、症状がおさまるまでは外出禁止が言い渡された。しかし自己判断で外出する人は多く、取り締まりの状況も地域によって異なっていた。

このような状況の中で、人々はマスクとどのように関わっていたのだろうか。マスクそのものは春の感染第一波の時から着用が始まっていたが、それは軍キャンプで療養中の兵士にほぼ限られていた。大量の感染者が出たカンザス州のフォート・ライリーでは、米国赤十字が兵士用のパジャマ、靴下、就寝用の帽子に加えてガーゼマスクを寄付した。これらを準備するために、多くの女性がボランティアとして裁縫を担当した。

一般の女性たちにとってマスクを手作りし寄付することは、家にアメリカ国旗を飾ったり、砂糖や小麦粉を節約した料理を作ったりすることと並んで、戦時中の愛国的活動の一つだったといってもよい。もっともボランティアのほとんどは、あくまでも軍キャンプでインフルエンザに苦しむ兵士たちのためにマスクを縫ったのであり、自分たちが予防目的で着用することを想定してはいなかった。

一般市民に向けてのマスク着用の呼びかけは、いったん落ち着いた感染者数が再び急激に増加した一九一八年一〇月後半より始まった。サンフランシスコ市公衆衛生局は、感染拡大を食い止めるには行動制限だけでは不十分であり、もはやマスク着用を求める以外にないとして、市内で働く市民を対象としたマスク義務化市令を発布し、労働者以外の市民にもマスク着用を強く要請した。市の商工会議所や労働団体もこれを支持した。労働者に感染が拡大し、工場やオフィスが休業を余儀なくされていたからである。

市令の発布にはかなりの批判が予想されたとみえて、市公衆衛生局のハスラー博士は「公衆衛生局がヒステリックになっているとの印象を与えたくはないが」と前置きし、市民の三〇%がインフルエンザに感染しているかもしれない状況を、マスクによって五〜六%にまで低下させたいと話したと、「サンフランシスコ・クロニクル」紙(一九一八年一〇月二二日付)は伝えている。この命令によって鉄道や路面電車、商店、工場、公務員などの労働者はマスクの着用が義務となり、違反者には五ドル(現在の金額でおよそ一〇〇ドル)の罰金が科された。

サンフランシスコ市に続いて都市だけでなく町や村でも、マスク着用義務化に踏み切るところが出てきた。ワシントン州スポーケインの「スポークスマン・レビュー」紙(一九一八年一一月一〇日付)によると、ワシントン州の田舎町ワラ・ワラでは、成人全市民に公共の場におけるマスク着用を求め、違反者には初回に五〇ドル、二回目の違反には一〇〇ドルを科した。サンフランシスコ市の実に一〇倍から二〇倍の罰金である。

また、州や地方政府がそこまでは踏み込まなかったところでも、工場や商業施設、鉄道、劇場などで独自にマスクを義務化するところも相次いだ。公衆衛生専門家は軍キャンプでの感染拡大を食い止めることができたと、マスクの効果をアピールした。

公衆衛生専門家が推奨するマスクは、ガーゼを六枚重ねにして四角に縫い、ゴムもしくは布の紐で耳にかけるタイプの手作りのものだった。現在のような不織布製の使い捨てのマスクは、当時は存在しなかった。必然的に家庭の主婦や女性たちがマスクを手縫いすることが期待された。婦人雑誌にはマスクの作り方や型紙が掲載された。

新聞にはガーゼはどこで買えるのか、普通の布で作ってはいけないのか、という問い合わせが相次いだことが記されている。また、インフルエンザで誰かが死亡した場合、マスクを着用していたかどうかが併せて報道された。赤十字や教会ではボランティアが製作したマスクを無料で配布した。

しかしながら、人々の反応は必ずしも前向きではなく、息苦しい、みっともない、耳が痛いなどの不満が新聞から読み取れる。息苦しさを避けるためか、あるいはマスク着用の体裁を整えるためか、マスクのガーゼを一重にしていた例もあった。さらに、マスクを洗

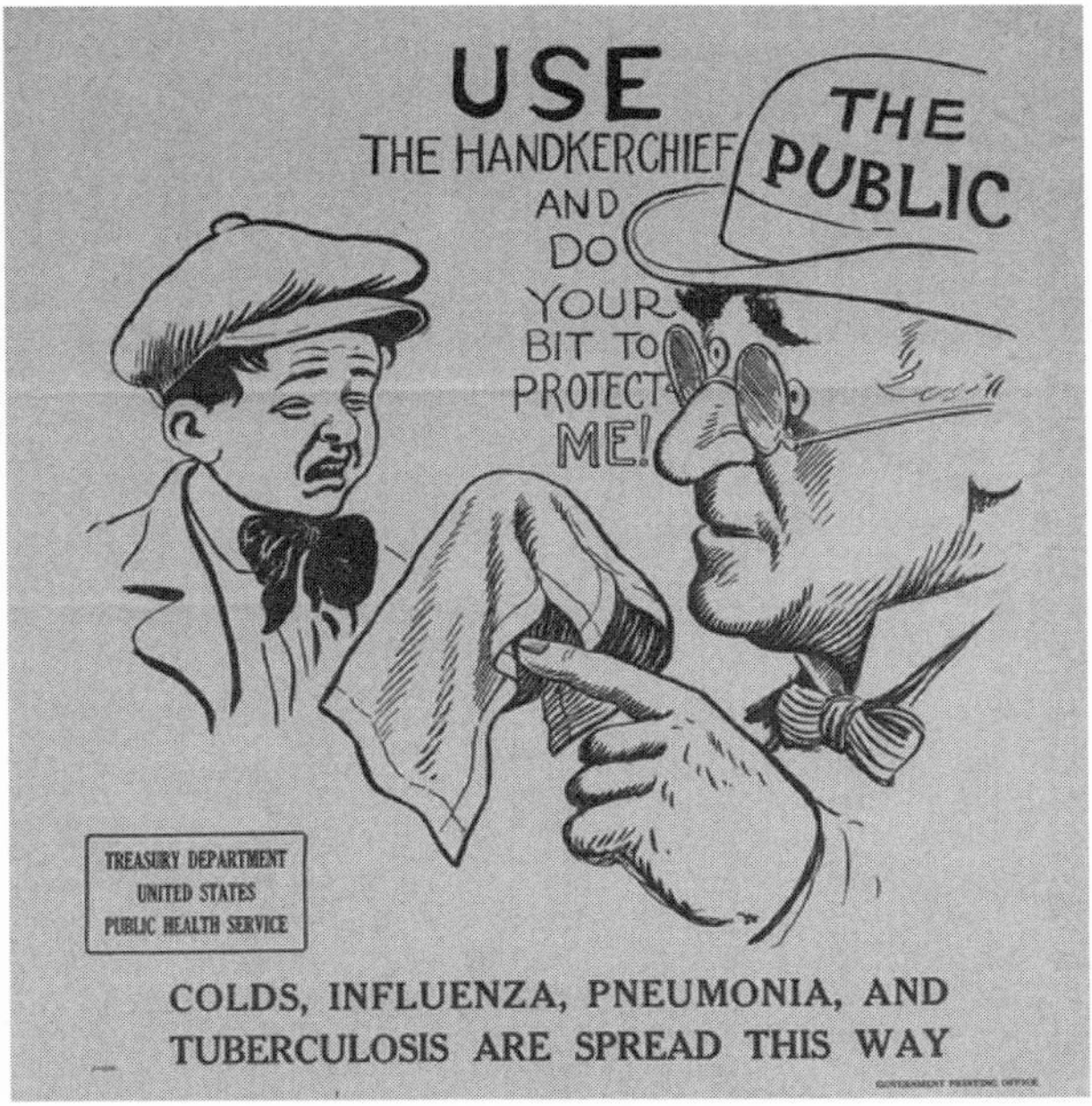

咳やくしゃみの飛沫を飛ばさないよう啓発するためにアメリカ合衆国公衆衛生局が配布したポスター、1918年

わずに茶色になるまで使い続けている人が多く、衛生上の懸念が大きかった。

ワシントン州デイトンでは、地元の赤十字が配布したマスクを破ったり捨てたりする例が相次ぎ、デイトンを管轄する赤十字支部は無料配布をやめて一枚当たり一〇セントで販売することを決定した。

市令でマスク着用を義務化した地域では、マ

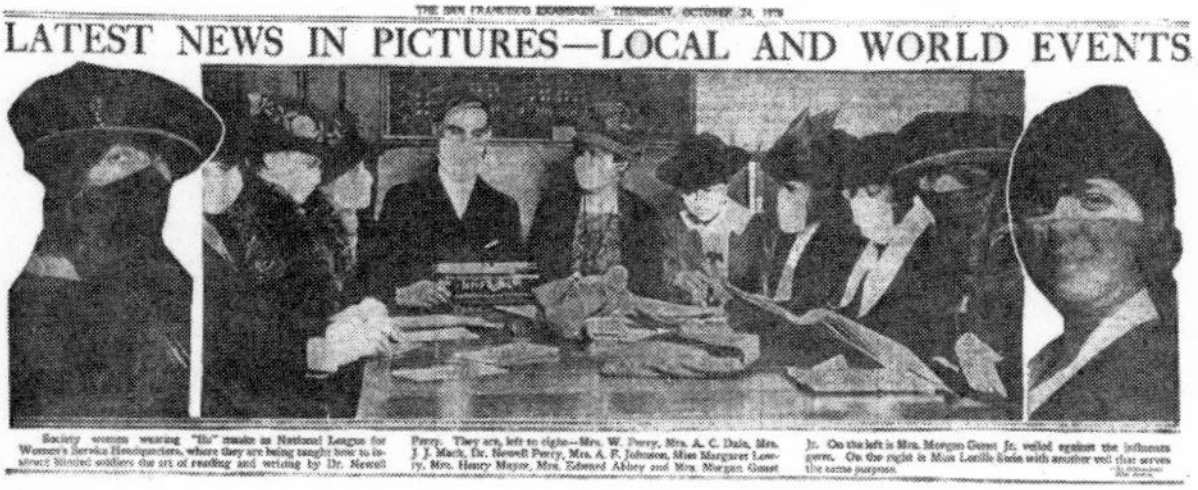

マスクを着用して打ち合わせを行う女性団体の紹介記事。「サンフランシスコ・エグザミナー」1918年10月25日

スクを着用するくらいなら家にいると語る人もいた。[33]

公衆衛生の柱の一つは健康教育である。マスクの効果を認識し適切に着用することは、呼吸器系感染症の流行時には自分と他人を守ることにつながる。しかし新聞の報道や教会などコミュニティのリーダーの呼びかけだけでは、人々の行動変容を促すことは難しかった。医師が納得していないマスクを、健康な一般人が進んで受け入れるとは思えない。人々は市や町の罰金を回避するために、見せかけだけの対応を行った。そしてインフルエンザ感染は続いた。

†反マスク連盟——マスクは効果なし、かえって不潔

マスクには本当に感染予防の効果があるのか。市が罰金を税金代わりに徴収することを目的としているのではないか。ガーゼ製造会社を儲けさせるためなのではないか。市長は公衆衛生局の専門家に従うのではなく、市民の意見を

取り入れるべきではないか。多くの住民が不便を感じながらも市令に従っていた一方、強制と罰金に不満を持つ人々はマスク強制への反旗を翻した。

一九一八年一一月の第一次世界大戦休戦は、戦争が終わるという安堵と、夫や恋人、息子たちがヨーロッパから戻ってくる期待と喜びを、アメリカ国民にもたらした。アメリカの第一次世界大戦は参戦が一九一七年四月と遅く、国土が戦場にはならなかったという点でも、ヨーロッパ諸国に比べれば社会への影響は限られていた。しかしアメリカ国民にとっては、史上初めての軍隊のヨーロッパ派遣と総動員体制という熱狂とストレスにさらされた一年半であった。

そこに「スペイン風邪」パンデミックが重なり、人々は戦争協力とインフルエンザ対策という、使命と我慢の日々を送っていた。インフルエンザ対策は、愛国的行動と同義の意味をもった。それが休戦とともに「解放」されることになった。人々はマスクを路上に捨て、踏みにじり、再び笑顔を向け合うことで戦争の終結を祝った。

一〇月に市令でマスク着用義務化を決めたばかりのサンフランシスコ市では、休戦後、社会的雰囲気が急激に変化する中で、マスクを批判する人々による反マスク連盟（The Anti-Mask League）が結成された。一九一九年一月に行われた結成集会では、E・C・ハリントン夫人を代表に選出し、副代表、事務局代表、会計の要職もすべて女性が担当することとなった。

参加者には男性の名前もあるが、役職にはついていない。長らく女性参政権運動に関わってきたハリントンは、心理学で大学の学位を取り、一九一〇年代には法学を学び弁護士資格も取った人物である。彼女は労働者や児童の権利に関心を持ち、身体に関わる市政府の介入――公立学校における身体検査など――に反対してきた。彼女にとって市によるマスク義務化は、個人の選択の自由と自己決定の権利を侵害するものだった。

マスクがインフルエンザの予防に効果を上げていなかったことも、反マスク連盟の追い風になった。マスクの予防効果については、アメリカ公衆衛生協会は感染拡大を食い止める効果があると何度もアピールしていたが、アメリカ医師会は慎重な姿勢を崩さなかった。五大湖周辺の病院での調査によると、マスクを着用していた医師と看護師のインフルエンザ感染率は八%だったのに対し、マスク非着用のスタッフは七・七五%だったという。このような調査結果は、反マスク連盟のメンバーにとっては自説を強化する材料となった。

現代の視点からは、当時のマスクはあまりにも使用方法が不適切で、マスクそのものにも問題があったと判断されるだろう。しかし当時の文脈では、マスクは不衛生であり、かえって病気にかかりやすくなるという説明にはそれなりに説得力があった。古くからのミアズマ論、すなわち悪い空気が病気を引き起こすという考え方をとる人々にとっても、マスクはできれば着用したくない代物だった。新鮮な空気が病気を遠ざけるというならば、なぜマスクでそれを遮らなければならないのか、むしろ臭気ただよう街の清掃をするべきではないか、という新聞記事は、細菌理論の時代におけるミアズマ論の強固さを表している[34]。

公立学校の休校や商店の時間短縮と並んでマスク着用を提言していた市公衆衛生局のライリー博士に対しては、苦情の手紙や脅迫状が殺到した。一九一八年一一月半ばには感染者数が目に見えて減り始めたため、市政に携わる政治家や官僚の間にも、マスクの着用義務づけを撤廃すべきではないかという声が強くなった。反マスク連盟をはじめとする市民からの強い要求を受けて、サンフランシスコ市は一九一九年二月にマスク義務化を撤廃した。一月からはすでにインフルエンザ感染第三波が始まっていたが、マスク着用の呼びかけはできても、もはや再び義務化できる政治的環境にはなかった。

「スペイン風邪」におけるマスクの経験は、その後のアメリカ人の認識を作り上げていくことになった。インフルエンザ・パンデミックで人々が感じたマスク着用がもたらす身体的・精神的息苦しさ、他人の表情が見えないことの落ち着かなさ、マスクの不潔感などが、それ以前から存在していた表情や顔だちを隠そうとする者への不信感と接合された。

一九三〇年代前後には医療現場におけるマスク着用が広がり、結核や溶連菌感染症の患者がマスクをする例も増えてきた。これは一面でマスクへの警戒感が薄れたとは言えるが、一般人が予防のためにマスクをするという行為とは距離がある。マスクは病人のもの、病気にかかっているからマスクをする、という印にすぎない。

自分と他人を感染から守るためにマスクを着用するという説明は、ワクチンと共通する。二〇世紀初頭の効力の安定しないワクチンと比較すれば、汚染のリスクはあってもマスクは安全だった。しかし、人々は顔を覆うマスクに不愉快さと不穏さを感じ、第一次世界大戦後のクー・クラックス・クランの活動活発化に対応して、複数の州や地域で一般人を対象としたマスク禁止法を制定することになった。マスクは次第に反体制・反政府・反既存秩序的なニュアンスを帯びていった。

州のマスク禁止法はいくつかの例外、たとえば職業上不可欠な場合や芝居などのエンターテインメントで必要な場合、そしてハロウィンなどの特別な行事を除いて、一六歳以上のマスク着用を禁止するというものである。二〇世紀末には例外事項としてイスラム教など宗教上の理由も追加されたが、これは二〇〇一年同時多発テロがもたらしたイスラム教徒への反感により揺らいでいた。同様の州法はアラバマ州、ジョージア州、ミネソタ州をはじめ一八州で現在でも有効である。これらの州法を、そもそもマスクを疎んじるほとんどの住民は気にも留めていなかった。それがCOVID-19の拡大で、いきなり住民の注目するところとなった。

2 COVID-19下のマスク要請

†CDCの勧告

二〇二〇年三月一一日にWHOが新型肺炎のパンデミックを宣言したのに引き続き、トランプ大統領は三月一三日に国家非常事態宣言を発出した。感染が広がりはじめた各州では、学校の臨時休校やレストランの休業、スポーツ・芸能のイベント延期などに動いた。

メリーランド州やマサチューセッツ州では一〇名以上の集会を禁止し、また多くの州で可能な限りテレワークに移行することが推奨された。人々は自宅に留まるようになると同時に、ニューヨーク市ではバスや地下鉄の間引き運転が実施された。換気と手指消毒の重要性がテレビやラジオ、インターネットで繰り返し伝えられた。それでもCOVID-19の感染は広がり続けた。

マスクについては、他の行動制限や行動変容の呼びかけよりも遅かった。CDCは四月三日にホワイトハウスのプレス・カンファレンスでマスク着用ガイドラインを発表し、人々に自宅以外の場所におけるマスク着用を勧告した。一般人のみならず公衆衛生専門家にとっても、マスク着用は他の措置や行動制限の後にようやく行うものだったことがうかがえる。日本や中国、韓国、タイなどのアジア諸国が換気や手洗い、社会的距離の維持と同時にマスク着用に動いたのとは対照的である。

もっともWHOも二〇二〇年四月六日の勧告で、健康な人が公共の場においてマスクを着用することの効果についてはエビデンスがないと述べており、イギリスやヨーロッパ諸国でも症状のある人以外がマスクをする状況ではなかった。そして症状のある人はおおむね室内——自宅であれ病院であれ——に留まっていたため、外でのマスク着用者はほぼいなかった。マスクを敬遠する習慣はアメリカだけのものではない。

ＣＤＣは二〇二〇年四月以後、くり返しマスク着用の勧告を出し、その効果をアピールしている。二〇二一年九月には、新年度を迎えた学校におけるマスクとCOVID-19の関係を調査し、マスクを必須としている学校ではそうでない学校に比べて感染が三分の一に留まっていることを示した。また、各種の布製や不織布製のマスクの予防効果を比較し、医療用のＮ95マスクが最も予防効果が高いことを説明している。

連邦政府機関の一つであるＣＤＣがなぜ助言と勧告程度のことしかしなかったのか。それは連邦政府の権限が及ぶ範囲が限られているからである。ＣＤＣは国境管理と州際交通に関わる部分に直接的な権限を行使できる。そのため複数の州にまたがる交通機関の乗務員と利用者、国外からの移動者、そして連邦公務員に対してのみ、義務を課すことになった。それ以外の人々に対してＣＤＣが行えるのは情報提供だけである。ＣＤＣはCOVID-19に限らず他の病に関して、各種研究機関や大学における疫学情報と医療情報を統合し、プレスリリースだけでなく、メディアやＳＮＳでの情報提供を活発に行っている。

二〇二一年一月にはＣＤＣは複数の州にまたがる飛行機や鉄道などの交通機関を利用す

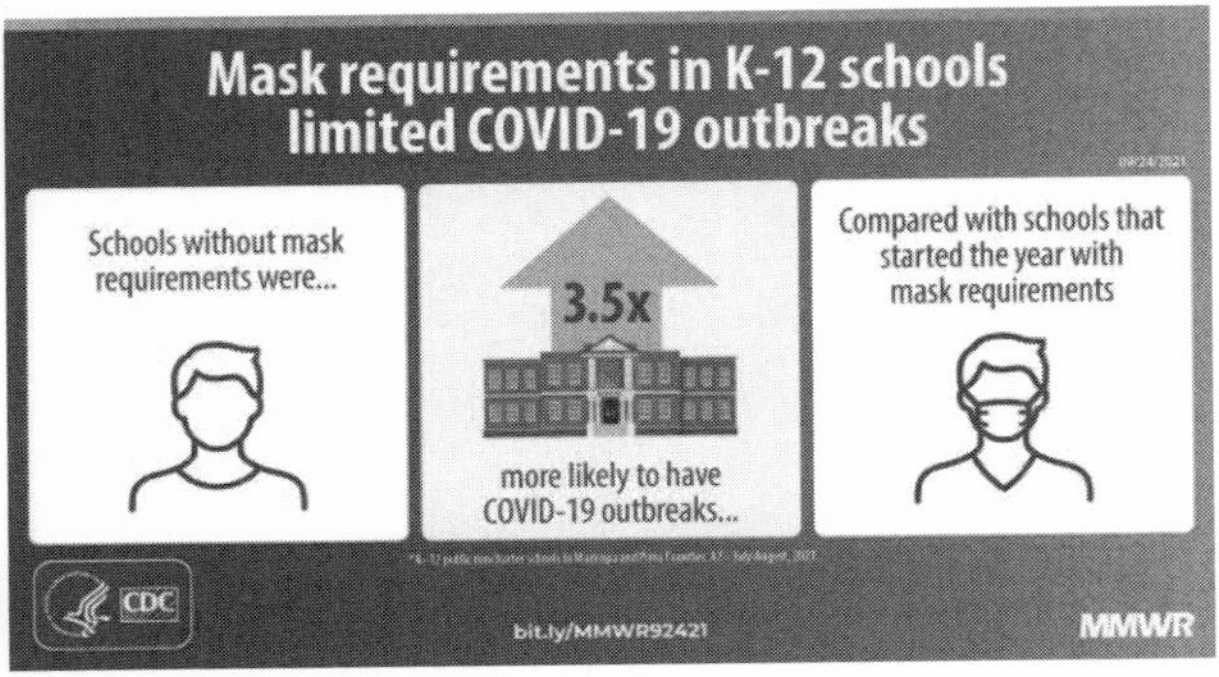

学校におけるマスク着用を促すCDCの広報画像、2021年

る人すべてにマスク着用を義務づけ、違反者には二五〇ドルから五〇〇ドルの罰金を科した。しかしながら、CDCのこの強い姿勢は二〇二二年四月にフロリダの連邦地方裁判所により否定された。「保健に関する自由防衛財団対バイデン（*Health Freedom Defense Fund v. Biden*）」判決においてキャスリン・ミゼル判事は、連邦政府は衛生を理由としたマスク義務化の権限を持たないこと、CDCは行政手続法に定められたパブリックヒアリングの手続きを満たしていないことを理由に、公共交通機関でのマスク義務化は認められないと言い渡した。

この判決は連邦最高裁ではなく連邦地方裁の判断のため、CDCは控訴することもできた。しかしCDCは控訴せず、間もなく期限をむかえるマスク義務化措置の延長を行わないことを決定した。交通機関はこれを歓迎し、即座にマスク着用義務を撤廃した。この知らせを受けた航空機内では、マスクを外しても良いとのアナウンスが飛行中に流れ、多くの乗客が喜びの声を上げたという。[35]これは多くのアメリカ人がマスク着用に消極的であり、罰則がなければ従わないことを意味している。

ちなみにCDCがマスク着用を義務化できる範囲は限られているが、連邦政府としては適切な公衆衛生対策を実施していない州に連邦補助金を減額するという方法でマスク着用その他を強力に促すことはできる。連邦政府は州や地方政府の公衆衛生対策、たとえばPCR検査所やワクチンステーションの設置、医療資源の購入、医療従事者の新規雇用、商店やレストランなどの休業補償、学校での教育対応、失業により家を失った人々への住宅保障などに、二〇二二年末までに総額約八〇〇〇億ドルの補助金を予定していた。

COVID-19による税収の落ち込みを懸念していた州政府にとって、連邦補助金は重要な資金源だった。これを受け取れるか受け取れないかでは、州がとれる対策は大きく変わる。問題は州民の合意がどこまで得られるかだった。

†州政府の動向

州はそれぞれの州の住民に対してどのような公衆衛生措置をとるかを決定する。「自分たちのことは自分たちで決める」ということは、それぞれの州民が持つ感情や習慣が州の決定に影響を及ぼすことを意味する。公衆衛生という観点からは妥当な施策が、州民の感情によって左右される。

全国ネットのテレビニュースやインターネット上のニュースフィードで情報が流通し、SNSで意見の近い人々とつながることができる現代でも、学校や職場、よく訪れるスーパーマーケット、教会、近所づきあいの中で主流の考え方が、人々の行動により強い影響を及ぼす。換気と社会的距離の確保こそが感染症予防に重要でありマスク自体の効果は疑わしいと考える地域では、マスクの着用は広がらない。逆に飛沫核感染のリスクなど専門知識に対する信頼性が高い地域では、マスクの着用が一般化する。

早期にCOVID–19の感染が拡大したカリフォルニア州では、二〇二〇年六月に全州でレストランや商店、公共交通機関など公共の場でのマスク着用が義務化された。その時点ですでにベイエリアの自治体では地域単位でマスク着用が義務づけられていた。違反者には自治体による罰金が科され、サンマテオ郡では一〇〇ドル、他の郡でも最初の違反では一〇〇ドル、二度目以降には五〇〇ドルの罰金を設定しているところが多かったが、罰金を科していない郡もあった。要するに、州が何らかの政策を打ち出す前に、自治体は独自の判断で制限を課すことができるのである。

二〇二〇年一二月までに、全米で三九州がマスク義務化を決定した。しかしその内容―着用場所の指定や罰金の有無など――は州ごとにさまざまだった。一方、アイダホ州やミシシッピ州、サウスダコタ州など、マスク義務化を見送った州も一一州あった。ジョージア州知事のブライアン・ケンプは、二〇二〇年七月に州内のすべての自治体にマスク義務化を禁止する行政命令を出し、大きな批判を受けていったんは撤回したものの、二〇二一年八月に再びマスクやワクチン義務化の禁止を命令した。

ケンプは新年度を迎える学校が独自のマスク方針を適用することは否定しなかったが、ビジネスがマスク義務化によって失速することを避ける必要があると主張し、マスク着用はビジネス利益に抵触しないとするアトランタ市などと対立することになった。ケンプのCOVID-19対策は個人の選択の自由を重視するもので、マスク、ワクチン、外出自粛などの強制につながるものにはことごとく批判的であった。彼の方針は公衆衛生や医療の専門家からは強く批判されたが、二〇二二年の知事選挙で五三・四%の得票率で再選されたことが示すように、彼に対しての批判は多い一方、小規模ビジネスや白人男性を中心とした支持層は強固である。

アメリカでは二〇二〇年以降、感染が落ち着けば州や地方政府のマスク禁止令は撤廃され、感染が再び拡大するとマスク禁止令は復活することが繰り返された。人々は地方政府や目的地のウェブサイトを逐一チェックし、これから行く予定のショッピングセンターや美容室、レジャー施設などのマスク方針を確認することになった。

日本のマスク文化に慣れた者としては、そこまで面倒なことをするくらいならマスクを着用し続ければいいのではないかと考えてしまうが、そうはならないのがアメリカ人である。マスクに嫌悪感を抱かない人々や基礎疾患がある人は、マスクの着用を続けている。しかし不着用によってペナルティを受けないのであれば、できるだけ着用したくないという人が多数派を構成している。

†反マスク法とレイシャル・プロファイリング

先述したように、一八州では二〇世紀前半以来、反マスク法が存在している。州単位では存在しなくても、市町村や郡単位ではマスク禁止令を課していた地域は多い。CDCによるマスク着用の呼びかけは、多くの人が存在すら忘れていた反マスク法を思い出させた。たとえばアラバマ州では、公共の場で顔を覆って歩き回ることは最高三〇日の拘留となる。ニューヨーク州では公共の場でマスク着用者が二人以上集まった場合、最高一五日の拘留が科される。これは二〇一一年のオキュパイ・ウォールストリート運動の際に適用されている。

反マスク法が施行されている州や地域でマスク着用を呼びかけることとの矛盾は、誰の目にも明らかである。COVID-19の感染拡大が続く中、アラバマ州司法長官はパンデミックの期間中は反マスク法を適用しないと声明を出すことになった。ジョージア州でも、ケンプ州知事が反マスク法を一時停止する行政命令を出した。ニューヨーク州は、一八四五年に制定されたアメリカ最古の反マスク法を廃止した。

反マスク法の廃止もしくは一時停止は、特に黒人住民に歓迎された。黒人は軽微な法律違反で逮捕・拘留されるリスクが高く、黒人の多いコミュニティでは反マスク法が黒人に対して厳しく適用されるのではないかという懸念がささやかれていたからである。ブラック・ライブズ・マター運動で広く知られるようになったように、黒人をはじめとする有色人種に対して厳しく法を適用する、あるいは警官が黒人に対して過度な暴力を用いるレイシャル・プロファイリングは、アメリカ社会に根深く存在する。

二〇二〇年四月九日付の「ワシントン・ポスト」紙によれば、二〇二〇年三月、イリノイ州ウッドリバー市で不織布マスクを着用しホームセンターを訪れた黒人男性二名が、腰の銃に手を添えた警官に、この街ではマスク着用は禁止されていると警告された。このSNSの書き込みが広く拡散され、市当局者は取材に対してウッドリバー市にはそのような市令は存在しないと答えた。このような法の恣意的運用、もしくは存在しない「法」の適用は黒人にとって大きな不利益になるのは間違いない。

レイシャル・プロファイリングとは少々異なるものの、マスク着用はアジア系に対しても緊張をもたらすものになった。アジア系はCOVID-19をアメリカに持ち込んだ「主犯」とみなされ、マスクを着用していることを理由に罵倒される例が相次いだ。

二〇二〇年二月六日のNBCニュースでは、まだ市民の感染が確認されていなかった二月上旬に、マスクをしたアジア系の女性がニューヨーク市の地下鉄で「病原菌」などの悪口雑言を浴びせられたことが伝えられている。マスク着用が反社会的なイメージを帯びていたニューヨーク市で、トランプ大統領が「中国ウイルス」と呼んだ感染症の脅威がストレスとなり、アジア系にむけて発散されたと考えられる。アジア系はその容貌を隠すためにマスクを着用した。

しかしマスク着用そのものがネガティブなイメージを持っているため、アジア系への嫌がらせがそれで減らせたかどうかは不明である。実際アジア系住民は、マスクをしていて非難され、マスクをしなくても非難される例が相次いだ。多くのアジア系が皮肉や罵倒、殴打など、何らかの嫌がらせを経験したことはほぼ確実だが、ほとんどは静かにその場を去ることを選ぶため、事件として報告されるのは一握りに過ぎない。ただしツイッターやフェイスブックなどには彼ら彼女らが受けた嫌がらせの経験が多く書き込まれ、動画投稿サイトには現場の動画が多数上げられている。

マスク着用に関わる人種を理由とした嫌がらせに対して、市当局や個別のビジネス、大学などの教育機関は断固として認めないという姿勢をとった。二〇二〇年九月にはアメリカ連邦議会下院において、アジア系に対するCOVID-19を理由とした嫌がらせを許容しないとする決議が出された。しかし構造的差別が存在する社会において、もともとイメージのよくないマスク着用が新たな要素として加わった結果、ヘイトの表出方法は巧妙化していくこととなる。

3　政治化するマスク着用

†政治の分極化とマスク

二〇二〇年は大統領選挙の年であった。国内課題としては、景気浮揚、雇用確保、住宅対策、医療支援などCOVID-19対応が大きな論点となったのは言うまでもない。二〇二〇年三月には二兆ドル超の景気刺激対策法が成立し、失業対策やビジネス支援、個人への給付が行われた。またトランプ大統領は同三月に、国防生産法に基づき人工呼吸器や医療用N95マスクの生産を、ジェネラル・モーターズ社をはじめとする複数の会社に命じている。

四月には「ワープスピード作戦」を発表し、ワクチン開発を加速化させるため一〇〇〇億ドルを割り当て、CDC、国立衛生研究所、農務省、食品安全局など複数の政府機関が連携して対応する方針を示した。七月には連邦議会は一兆ドル規模の追加支援対策を決定した。現実的政策としてだけでなく選挙戦対策としても、トランプ大統領が現職の強みを発揮する機会は十分にあった。

一方で、二〇〇五年のハリケーン・カトリーナの例のように、災害時の対応が遅きに失した、もしくは不十分だと評価されることもありえた。とはいえハリケーン・カトリーナが南部ニューオリンズ市とその周辺のある意味ローカルな出来事だったのに対し、COVID-19はアメリカ全土に広がった災害級の社会不安だったため、フランクリン・ローズヴェルトのニューディール政策の際によく引用された「河を渡っている途中で馬を替えるな」という諺が、二〇二〇年にも浮上する可能性はあったはずである。

しかしそれは起こらなかった。フランクリン・ローズヴェルトとは異なり、トランプ大統領は分極化、すなわちアメリカ社会がイデオロギー的に二分されている中での大統領であり、さらには分極化を軽減するのではなくむしろ対立を明確化することでコアな支持層を固める方法を取り続けたため、「馬を替えない」という合意形成ができなかったからである。

加えてトランプ大統領は「専門家権力」に対する警戒感を持つアメリカ社会の本質に同

調し、意思決定から専門家を遠ざけてきた。公衆衛生の専門家の提言――外出自粛や集会の禁止、マスク着用など――に対しても、最終的にそれらを取り込むことはあったにせよ当初は批判的な姿勢を示し、また方針決定後も反対論を主張するなどして社会に混乱したメッセージを送った。そのため感染対策の強化を主張する国立アレルギー・感染症研究所のアンソニー・ファウチ所長と繰り返し対立し、大統領退任まで緊張状態にあったことは広く知られている。

二〇二〇年の大統領選は、COVID-19対策の中で行われた。ワクチン開発や移動制限など狭い意味での公衆衛生政策は、大統領選挙の争点としてはそれほど大きな位置は占めなかった。むしろ失業対策や悪化する社会格差是正の他、銃規制やインフラ問題、気候変動対策などが盛んに議論された。これは公衆衛生が基本的に州の管轄する事項であり、連邦政府の政策実行担当を選ぶ大統領選挙の争点にはなりにくいからである。しかし、トランプ大統領とバイデン候補それぞれがとった行動に、公衆衛生上のメッセージは色濃く投影されていた。

CDCがマスク着用を勧告している中、トランプ大統領はホワイトハウス内や選挙集会に集まる人々にマスク着用を促さず、個人の選択の自由であると述べた。感染拡大が続く中、共和党議員からも続々と批判が寄せられた。二〇二〇年六月にはテネシー州上院議員のラマー・アレグザンダー（共和党）は、人々は「トランプ氏を支持していたらマスクをしない。トランプ氏に批判的ならばマスクをする」と、マスク着用が感染防止対策ではなく政治的指向の表現になってしまったことを嘆き、トランプ大統領にマスク着用を呼びかけた。[36]

副大統領のマイク・ペンスや共和党上院院内総務のミッチ・マコネルも、社会的距離を保てない場所ではマスクを着用するべきと呼びかけた。これが圧力になったのか、トランプ大統領は七月一一日に初めてマスクを着用して公の場に現れた。これをBBCをはじめとする外国のメディアが、次々に報道したほどである。しかしその後のトランプ大統領は再びマスクに関して消極的になり、集会ではマスクなしで参加し、支持者は歓声をもってこれを称えた。

また、九月二九日のバイデン候補との第一回討論会では「バイデン氏を見るたびに彼はマスクをしている。二〇〇フィートも離れたところから話をするというのに、今まで見たこともないような大きなマスクをしている」と揶揄し、マスクに批判的な支持者へのアピールを繰り返した。人が集まるリアルな集会を好み、オンラインでの候補者討論会を拒否

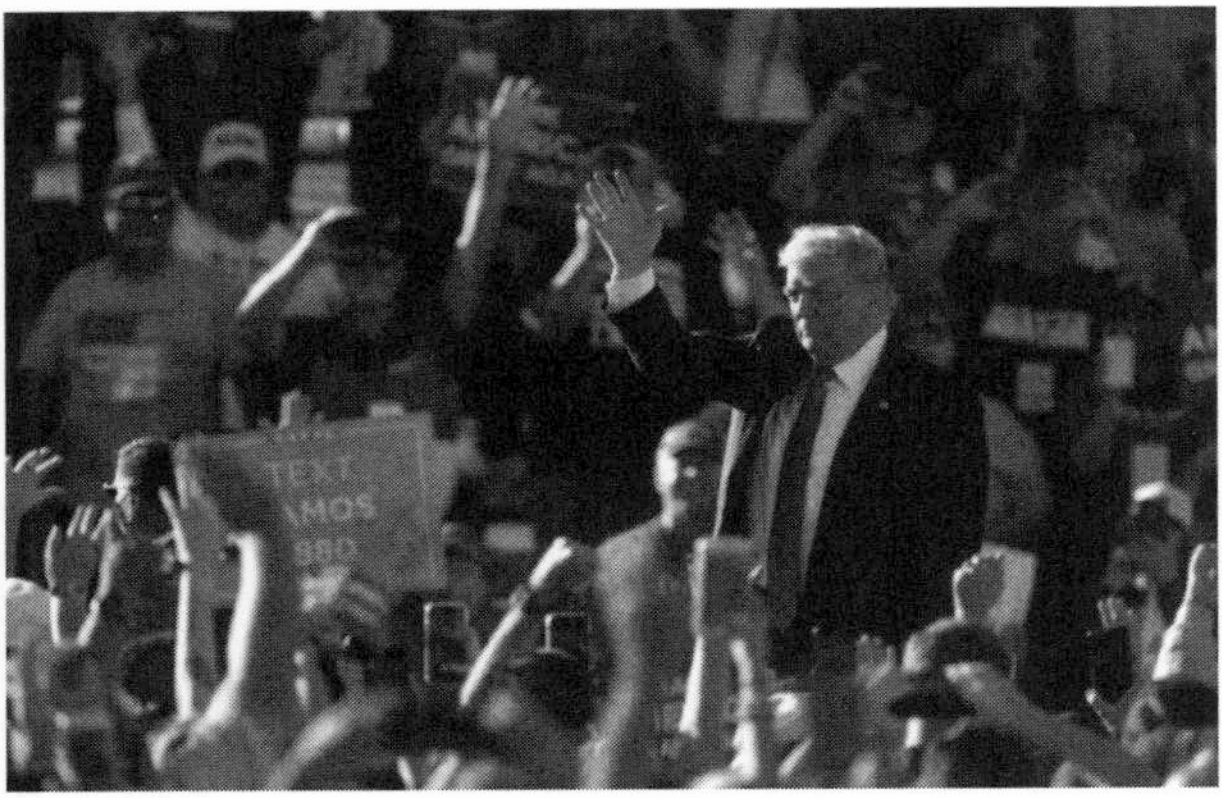

アリゾナ州グッドイヤーの空港で支持者の歓声にこたえるトランプ大統領、2020年10月28日。Wikimedia Commons, Gage Skidmore 氏撮影。

し、マスクなしで執務するトランプ大統領の姿勢は、感染対策よりも個人の自由を重視するメッセージとして支持者を強く魅了した。

大統領選挙はほぼ一〇カ月にわたって行われる、長い政治的メッセージ交換のプロセスである。候補者は対立候補との違いを際立たせるための論点を整理し、それらを対面からオンラインまでさまざまな形で発信する。本来であればそれほど違わないような主張も、将来を左右する大きな違いのように説明される。二大政党による四年に一度のこのイベントは、本質的にアメリカ社会を分断する機能を持つ。

一九九〇年代以来のイデオロギー的分極化進行の中で、COVID-19はその分断を一層先鋭化させた。そしてマスク着用や対面での集会は、政治的立場を示すシンボルとなっていった。各種の調査や研究において、トランプ氏の支持が大きい地域ではマスク着用率が低く、バイデン氏支持が大きい地域ではマスク着用率が高いことが明らかにされている。しかし公衆衛生専門家の立場からすると、これは悪夢である。

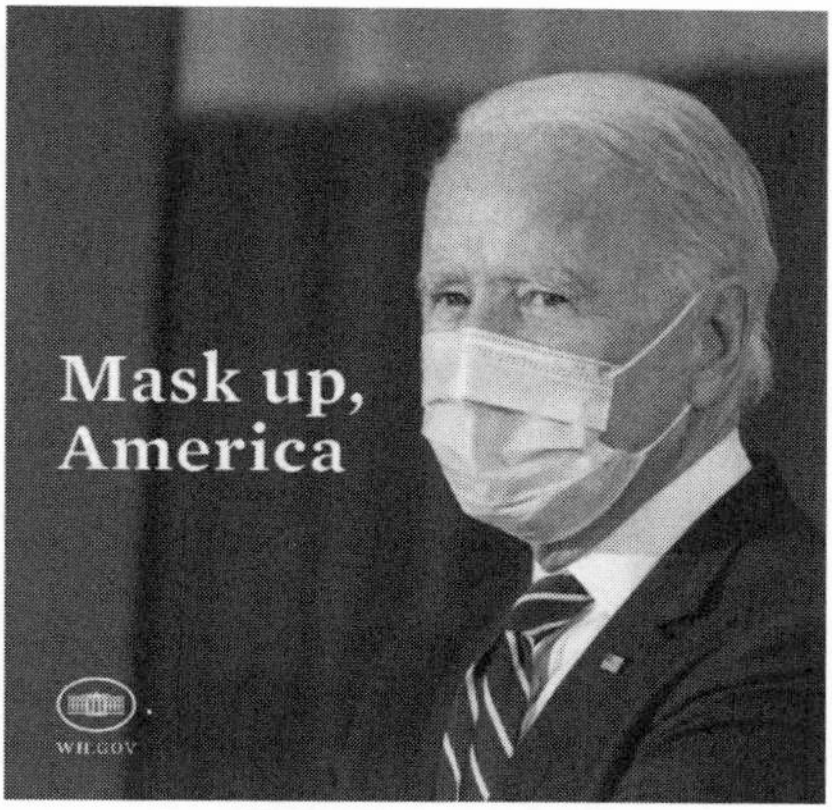

マスク着用は党派的行動ではなく愛国的行動であり、多くの命を救うためのものである、と呼びかけるバイデン大統領。2021年１月20日、ホワイトハウスのインスタグラムより。

ファウチ所長は、二〇二一年二月のロイターのインタビューで概略、次のように語っている。「政治的分極化の中で、マスク着用は公衆衛生対策ではなく政治的意思表明の手段になってしまった。政治的環境がより良い状況であったとしても、マスク着用推進は大きな議論を巻き起こしたとは思う。それでも世界で最悪レベルの感染率と致死率という現実を前にして、これは起きてはいけないことだったと私は考える[37]」。

†マスクは緋文字か？

COVID–19への警戒感が薄れたアメリカでは、マスクを外す方向の圧力がかかっていると指摘する者がいる。シカゴ市の疫学者トリーサ・チャップル・マグルーダーは二〇二二年一〇月の「アトランティック」誌のインタビューで、「ここではマスクを外しても大丈夫ですよ」と柔らかく促されると述べている。[38]

幼児の親であり疫学者でもある彼女は、公共の場ではマスクをつける選択をする。それに対して周囲は不自然さを感じる。そのためマスクをつける理由を説明しなければならなくなる。他にも、免疫不全を抱えている人、基礎疾患を持つ人たちが、マスクを着用することに関して似たような経験を語る。日本ではマスク着用への同調圧力が存在することが指摘されているが、アメリカはマスクを外すことへの同調圧力が存在するといえよう。

二〇二二年二月にCDCのディレクターであるロッシェル・ワレンスキーがポッドキャストのインタビューで語ったことが、SNSで大きな批判と賛同の両方を受けた。[39]彼女は「このパンデミックの緋文字はマスクである」と発言した。緋文字というのは、ナサニエル・ホーソーンの小説『緋文字』に描かれた、不名誉な事態に対して施される目に見える罰（衣服の胸につける赤い刺繍文字）を象徴する、アメリカで育った者なら古典として知っている——読んだことはなくとも——言葉である。

COVID-19は不名誉なのか、マスクは恥ずべき印なのか。多くの公衆衛生関係者はCDCの職員がマスクを恥ずべきものに例えたことを強く批判し、マスクを外させるきっかけになることを危惧した。実際、マスクを疎ましく思っていた人々は、CDCの職員もマスクに批判的であると受け止めた。

問題となったワレンスキーのインタビューを通して聴くと、彼女が伝えようとしていることは、マスクは不愉快だが感染を食い止める効果があるという事実である。しかし、アメリカ人が皆知っている「緋文字」という表現を使ったがために、さまざまな受け止められ方がなされ、それがSNSで広まったということだろう。

アメリカの文脈においてマスクは弱さやいかがわしさ、非日常、反秩序を象徴するものであった。COVID-19の脅威に直面して公衆衛生専門家は、その認識が強固であること、さらに政治的な分断まで影響したことを憂いている。「個人の選択の自由」は現実にはマスクを着用しないことを意味し、着用を続けるためにはさまざまな理由づけや説明が求められる。公衆衛生は個人の行動の変容が一つの柱であるが、少なくともマスクについては今後も抵抗は大きいと予想される。

おわりに

本書はアメリカの経験と現状を紹介することで、公衆衛生の困難を説明してきた。公衆衛生は、科学に立脚しつつも政治、経済、思想といった歴史的文脈をもつ構造の中で制度を構築・運営し、対策を実行していかなければならない政策領域である。しかもそれは人々の行動変容が要になる。行政が住民のあずかり知らぬところで実施する話ではない。それゆえ科学的事実を提示するだけでは対処できない難しさがある。

†「物語」とコミュニケーション

病を解釈し、説明し、予防する公衆衛生は、次のことを明らかにしてきた。第一に、人は新しい科学知識をそのまま受容するのではなく、何らかの「物語」に変換しながら理解していくことである。個人レベルでは育った家庭や地域が積み上げてきた習慣、教育歴、そこから構築される思想と行動が、病と健康を認識させ予防行動を実践させる「物語」を作る。

個人個人に尋ねれば、喫煙を始めたきっかけも、ジョギングを欠かさないことも、ダイエットが続かない理由も、さまざまな「物語」を語ってくれることだろう。その「物語」を分析すれば、個人の欲望や期待によって変容した「科学情報」が浮かび上がるはずである。また社会レベルでは、それぞれの社会が当然視する事象が病の「物語」を構築する。アメリカであれば、人種理解が病の解釈の歪み――アジア系がCOVID-19やコレラの感染源など――をもたらしたり、顔を覆うことのネガティブな理解がマスク非着用を選択したりする。

日本では外国人や「よそ者」への警戒が、COVID-19時に明らかになった。他県ナンバーの自動車に傷をつけるトラブルが発生したり、他県出身者や外国人が飲食店への入店を断られたりしたことは、その例である。病の発生機序や感染経路についてそれなりに科学的に説明を受けたとしても、人はその情報を自らの知識や経験に結びつけて独自に解釈する。時には大元の科学知識が完全に変質し、荒唐無稽なストーリーが展開することもある。

それゆえ公衆衛生では、さまざまなメディアを活用して繰り返し健康教育を行う。これが公衆衛生が明らかにした第二の点と関わる部分、すなわちコミュニケーションが重要ということである。正しい科学知識や医学情報を人に伝え行動変容を促すことが、公衆衛生の大きな位置を占める。しかし情報はまっすぐそのまま人に伝わるとは限らない。伝言ゲームが、最終的に捧腹絶倒《ほうふくぜっとう》なメッセージに変容していた経験を持つ人は多いだろう。

しかも、専門家が陥りがちな「正しい情報を伝えれば、人は認識や行動を変えるはずだ」という態度は、アメリカに限らずかえって逆の反応を呼び起こす場合がある。「専門家権力」への反発はどこの社会にでも見られる。そのため、相互作用としてのコミュニケーションが重要になる。

実際、一般人を対象としたサイエンス・コミュニケーションの試みは何世紀も前から始まっている。それらは、専門家が科学技術についてわかりやすく解説するというものが中心だった。講演会や博覧会はその例である。病と健康に関しては、日本では一八八七年から行われた衛生博覧会や、公民館などで実施された育児に関する講習会がそれにあたる。

アメリカでも二〇世紀初頭の南部諸州で鉤虫症《こうちゅうしょう》撲滅キャンペーンを行った際に、幻灯機やポスターなどを用いた視覚的展示と医師による解説をセットにしたツアーが行われた。多くの人々が体内から排出された鉤虫の標本を見て目を丸くし、駆虫前と後の子供の体格比較ポスターを見て、大便検査に殺到した。しかしその試みは専門家側の失望に終わることが多かった。人々は滅多に見られない娯楽としてそのような博覧会を楽しむが、恒常的な行動変容にまで至った例は限られていたからである。

これは二〇世紀後期のカラーテレビの時代にもあまり変わったとは言えない。筆者も例外ではないが、科学番組のダイナミックな映像や見事なCG画像だけが印象に残り、知識としてはせいぜい一部しか記憶に残らないものだ（もちろん、視聴者の中から将来の科学者が育つことは期待できる）。

近年では、知識を伝達するにとどまらず、地球温暖化対策など科学だけでは最適解を導きだせないような課題について、科学者と一般人の知見を止揚しようとする双方向的なサイエンス・コミュニケーションが増えてきている。対面の小規模な試みとしてはサイエンス・カフェなど、オンラインではソーシャルメディアでの交流がある。病と健康に関する話題では、iPS細胞など幹細胞の活用や、放射線と健康への影響、出生前診断の範囲と影響などが議論されている。

しかし、小規模の対面交流ではファシリテーターが議論の流れをうまく統御しなければ、専門家が一方的に科学知識を伝達する状況に陥りがちである。またオンラインでは参加者の幅が広がりすぎて、疑似科学やオカルト的知識が入ってくるのを防ぐことが困難になることがある。ワクチンに関しては賛否が入り乱れた結果、人々が困惑してそのようなコミュニケーションの場から距離を置こうとする結果になる場合もある。

人々の行動変容を促すコミュニケーションは、政治リーダーにも強く求められる。アメリカ大統領やイギリス国王がワクチンを接種する場面を報道するのは、彼らが優先的に守られるべきというよりはむしろ、国民に接種を促すための象徴的行為だからである。もっとも新種のワクチンでリーダーに強い副反応が出た場合は、逆効果になることだろう。また、第二章のニューヨークのCOVID-19対策で見たように、知事と市長が異なるメッセージを発した場合、人々は困惑するばかりである。政治リーダーのコミュニケーション能力は、公衆衛生に大きく影響する。

病と健康に関わるコミュニケーションは日常生活では多岐にわたる。職場の同僚との会話、隣人との噂話、家族がどこかから聞いてきた話は、人々の健康維持行動に大きな影響を及ぼす。マスメディアやインターネットで流れる情報は、それ自体が真偽の怪しいものがある。

しかしたとえ正しい情報であっても、人々はそれらを解釈し、「物語」を作り上げたうえで行動に移すかどうか決定する。そして自分で決定したとしても、それがいつまで続くかは不明である。ある種の行動を習慣化するのはなかなか困難なものだ。また、病を人種やよそ者、社会の逸脱者と結びつけたり、何らかの「罪」の結果と解釈したりする傾向は現代にも根強く残っている。ゆえに健康教育は何度も繰り返しメッセージを発信しなければならない。

†公衆衛生システムが支えてきた健康

好むと好まざるとにかかわらず、現代人の健康は所得向上だけでなく公衆衛生システムによっても支えられている。数を数え、健康教育を行い、場合によっては行動制限を課す。これらは行政が複数の役割を統合することによって成立する。これ以外にも、上下水道やごみ処理、食品衛生、遺体の処理、病院の設置・運営、医師やパラメディカルの育成、医学・疫学調査研究、薬品製造、医療・検査機器の開発・製造、そして医療保険制度などが、ネットワーク的にシステムを形成している。

このどれかが欠けても、我々の病と健康は脅かされる。清潔な水が確保できなければ水系感染症の発症が増えるし、がん検診制度の通知が来なければ自覚症状が出るまで検査しない人が相次ぐ。このシステムの維持には多額の財源が必要であるが、使用料や保険料だけでは賄いきれないため、税金が割りふられている。しかしシステムとしての公衆衛生を我々が認識することは稀である。

第三章で紹介した「ワクチンは自らの成功の被害者である」という言葉は、公衆衛生システム全般に当てはまる。現代の先進国では疾病を予防し、発症したらクリニックに行き、必要があれば入院するという流れがおおむね定着している。人は健康と病に関する知識をある程度備えており、ワクチンを接種した個所を掻き壊すことはほぼないだろうし、衣服や身体の清潔を保ち、歯を磨くのは当然の習慣になっている。売られている食品には、賞味期限が印字されている。レトルト食品に虫が混入しているかもしれないと考えることは、まずない。

これら官民挙げての公衆衛生の努力がスムーズに回っているからこそ、一〇〇年前に比べて乳児死亡率は低下し、平均寿命は延びた。現代人はこれらが当然のことになっている。にもかかわらず、いや、だからこそというべきか、健康であることが自然であり、公衆衛生システムを支えるコストが無駄に思えることがある。そのため医療コストと財政赤字削減のために、病院や保健所を整理統合したり、健康教育のためのポスターやパンフレットを減らしたりすることが合理的に思える。

しかし、いったんパンデミックが発生すると、数を減らされた保健所では作業をこなすことが難しくなり、職員は疲弊する。そして感染不安に陥った人々は作業の遅さやサービスの悪さを批判する。公衆衛生は自らの成功の被害者と言ってもよい。

脅威に備えるための安全保障や災害対策と同様、公衆衛生も経済と政治的意思によって支えられている。これらは平時にはほとんど意識されることはなく、緊急時には準備不足を批判される。しかし、十分な準備をするにはコストがかかりすぎる。そこをどのように両立するかを議論し決定するのは、科学ではなく政治とコミュニケーションの役割である。

安全保障や災害対策と異なるのは、病は国境を顧みないという点である。グローバル化の時代には、急性感染症はまたたく間に世界に広がる。急性感染症ではなくても、マラリアやリンパ系フィラリアの蔓延地域に訪れることがあれば、感染する可能性がある。自分は外国には行かないと安心していても、隣人や同僚が病を持ち帰る。仮に人の移動を遮断できたとしても、物の移動に伴ってヒアリが到来し、鳥インフルエンザに感染した渡り鳥が移動する。物の移動までコントロールしてしまえば経済が破綻するし、渡り鳥の移動は止めようがない。リスクはどこにでもある。

病を自己責任と片づけるのもまた困難である。社会・経済的地位の低い人々は病を得る確率が高まるが、これを自己責任と言ってしまっていいのかどうかは議論の余地があろう。アメリカのような学歴社会では、高等教育を受けなければ貧困に陥る確率が高い。大学の学費は高騰しているため、貧困層にとっては厳しい支出となっており、進学を断念する若者も多い。彼らは低賃金の職に就かざるを得ず、その子供もまた苦境に陥る。貧困は再生産されている。彼らが感染症にかかった場合、家計を支えるためにぎりぎりまで働くことを選択するだろう。その時、健康なミドルクラスの人々が感染リスクに直面することは、直近ではCOVID-19が教えるところである。

一方で、健康のために管理を強化することが幸せなのかという問題も浮上する。肥満は疾病リスクを高めるが、それがわかっていても酒や高脂肪の食事をやめられないのが人間である。現代の日本では若い女性のやせ指向が問題になっているが、ダイエットのために食事を制限する若い女性に、たとえばスマートフォンのアプリで体重と食事内容を記録させ、摂取カロリーが少ない、あるいは栄養バランスが偏っている場合は警告を出すということは技術的には可能だろう。しかしそれは大きなお世話と受け止める人が多いだろうし、皆が真面目に記録し続けるとも思えない。

アプリはCOVID-19の感染状況とリスクを確認するために各国で使用されたが、多くの人は感染リスクを知ることの利点よりも、自分がどこに行って誰と会ったかを把握されることに違和感や拒否感を示した。アメリカのマスク事情に見るまでもなく、公衆衛生は個人の選択や自由と衝突する。統計数字に表される集合的な健康と病からの防衛のために、個人の自由の制限をどこまで受け入れるべきかは、科学ではなく哲学と政治の課題となる。

現代行政国家に成立した公衆衛生はジレンマに満ちている。誰も好き好んで病気にかかりたくはない。しかし病のリスクがあるとわかっていてもやりたいこと、やりたくないことはある。その中で何を政策として選択し、どこを諦め、どれに自由と選択を保障するかを、集団として選び取っていかざるを得ない。公衆衛生はそのような議論と政治的決断のプロセスが欠かせない、まことに厄介な政策分野なのである。

だれでも病にかかりうる。人にもよるが、完全に健康な状態とは、人生のそれほど長い期間を占めてはいないのかもしれない。ただし、人間は健康な状態、それなりに働け生活できる状態をできるだけ長く維持するために、さまざまな努力と試行錯誤を続けてきている。病の原因を追究すること、治療薬・治療方法・ワクチンを開発すること、身体や食品の衛生を保つこと、室温を管理すること、清潔な水を供給することなどである。その努力がある程度実って現在がある。これらはシステムと資金、そしてそれらを維持する意志によって支えられている。

しかし、これらをもって「昔に生まれなくてよかった」と安堵すべきではない。コレラの原因を悪臭漂う空気や悪霊などの邪気の侵入と理解した二〇〇年前の人々を我々が笑うように、我々が現在正しく認識し対応しているつもりの病も、一〇〇年後の人が振り返れば失笑を禁じ得ないかもしれない。そしておそらく、一〇〇年後の人々もやはり病に悩まされていることだろう。その病は、いま我々が警戒している病とは異なっているかもしれない。公衆衛生システムも、現在とは異なる形になっているはずだ。その中で人はまた歴史と経験に基づく新しい病の「物語」を作り出し、その「原因」となるものを探し出し、排斥しようとしているだろう。

あとがき

「新型コロナウイルス感染症は落ち着いてきた。歴史学者の出番はこれからだ」と、とある医療史の研究会で一人の研究者が発言した。二〇二二年晩秋のことである。仲間内のことだからこそ皆うなずいたが、社会がどれだけ歴史学を参照するのか、してくれるのか、多くは自信がもてなかった。

そもそもまだCOVID-19は落ち着いていなかったし（その後ほどなくして日本では感染第八波に突入した）、厚生労働省の有識者会議に医学、疫学、法学の専門家は入っていても歴史学者は入らなかったし、歴史学研究の分野で医療史と公衆衛生史はマイナーだった。

それでも人の社会は、過去があって現在がある。歴史を知ることは、現在の諸問題に対応するために必要である。病は社会の中にあり、その社会の認識によって解釈される。そして人は、病をコントロールするための制度を構築する。本書の中では十分扱わなかったが、ローカルな対策からグローバルな機構まで、それぞれの制度はさまざまな思惑の中で動いている。これらを読み解くために、歴史学は少なからず貢献することができる。本書が論じてきたとおり、歴史は現代の行動、制度、思想に大きな影響を及ぼすからである。

二〇二〇年から始まったCOVID-19の中での暮らしは、医療史・公衆衛生史研究者にとっては「日々是フィールドワーク」であった。スーパーの棚からトイレットペーパーが消えたときは、なぜまたこれが起こるのかと困惑し、その情報がSNSで拡散されオーストラリアなど海外でもトイレットペーパーの買い占めが発生したときは、どういう事情でそうなるのか頭を抱えた。また世界的にマスクが品薄になる中、動画サイトに投稿された、靴下でマスクを作るアメリカ人の動画を見ながら、日本ではたとえ新品であっても靴下でマスクを作る発想はないだろうなと考えた。人間社会は面白い。

勤務する大学でもさまざまな新しい作業が発生した。授業をオンライン化するために動画作成や教育マネジメントシステムを動かしはじめると、それらに慣れない教職員と学生からは悲鳴が上がった。Google Classroomの使い方を同僚に電話で説明している最中に、「自宅からネットにどうやってつなげるの?」と質問され、そこからですかと膝から崩れ落ちたことがある。一部の学生からは、スマートフォンは持っていてもパソコンはない、パソコンの入力の仕方がわからないと訴えられた。情報格差の背景を深く考えるきっかけとなった。

このような混乱を経て定着したオンライン授業には、もちろん利点と欠点がある。そしてCOVID-19の危機感が過去のものになる中で、利点も含めてすべてをもとに戻す圧力がかかってきている。今後、教育分野におけるオンライン活用の動きがどうなるか注目である。十年後にCOVID-19が忘れ去られても、公衆衛生システムのように教育機関においても、その時に構築された制度はある程度残り、さらなる工夫がほどこされていると思いたい。

本書の執筆にあたり、筑摩書房の羽田雅美様には大変お世話になった。タイトル案に不平をいう私と出版社の板挟みになって、大きなご苦労をかけたことと思う。また、売り上げが期待できないアメリカものを引き受ける決断をしてくださった松田健様にも御礼申し上げる。

本書はJSPS科研費21H00677「感染症法制の嚮導理念と法的構造に関する多分野横断的・医事法学的研究」の助成を受けたものである。

[注]

1 ダニエル・デフォー、武田将明訳『ペストの記憶』研究社、二〇一七年、二八七頁

2 "How a Feud Between Cuomo and de Blasio Led to a Chaotic Virus Crackdown," *The New York Times*, Oct. 12, 2020

3 David Giambusso, Sally Goldenberg and Amanda Eisenberg, Oct. 5, 2020 10:34 PM EDT 'It is not acceptable': Cuomo, de Blasio at odds as Covid surges in New York, https://www.politico.com/states/new-york/albany/story/2020/10/05/it-is-not-acceptable-cuomo-de-blasio-at-odds-as-covid-surges-in-new-york-1321450

4 Transcript: Mayor de Blasio Holds Media Availability, March 18, 2021, The Official Website of the City of New York, https://www1.nyc.gov/office-of-the-mayor/news/201-21/transcript-mayor-de-blasio-holds-media-availability

5 North Carolina Board of Health, 7th *Biennial Report* (1898), 31-32

6 *The Roanoke Beacon* (Plymouth, N.C.), Feb. 2, 1906, 4.

7 North Carolina Board of Health, 8th *Biennial Report*, (1900), 157.

8 "Facebook removes anti-vax influencer campaign," BBC Trending, 10 August 2021

9 Henry F. Long, "Small Pox in Iredell County—A History of the Epidemic——Where It Came From——Methods Employed to Prevent its Spread——The Management of Patients and Suspects," in North Carolina Board of Health, 7th *Biennial Report*, (1898), 218.

10 Werner Troesken, *The Pox of Liberty: How the Constitution Left Americans Rich, Free, and Prone to Infection* (Chicago: The University of Chicago Press, 2015)、ヴェルナー・トレスケン著、西村公男、青野浩訳『自由の国と感染症——法制度が映すアメリカのイデオロギー』みすず書房、二〇二二年

11 The World Bank, Life Expectancy at Birth, Total, https://data.worldbank.org/indicator/SP.DYN.LE00.IN?view=chart

12 The World Bank, Mortality Rate, Infant (Per 1000 live births), https://data.worldbank.org/indicator/SP.DYN.IMRT.IN?end=2020

13 The World Bank, Diabetes Prevalence (% of population ages 20 to 79), https://data.worldbank.org/indicator/SH.STA.DIAB.ZS?view=map&year=2021

14 Bridgette E. Garrett, Brandi N. Martell, Ralph S. Caraballo & Brian A. King, "Socioeconomic Differences in Cigarette Smoking Among Sociodemographic Groups," CDC, Research Brief, Volume 16, June 13, 2019 https://www.cdc.gov/pcd/issues/2019/18_0553.htm

15 Bryan Stierman, Joseph Afful, Margaret Carroll, "National Health and Nutrition Examination Survey 2017–March 2020 Prepandemic Data Files Development of Files and Prevalence Estimates for Selected Health Outcomes," National Health Statistics Reports No.158, June 14, 2021.

16 e-Stat 統計でみる日本「ＢＭＩの状況－年齢階級、肥満度（ＢＭＩ）別、人数、割合－総数・男性・女性、15歳以上〔妊婦除外〕」https://www.e-stat.go.jp/dbview?sid=0003224180

17 Merianne Rose Spencer, Matthew F. Garnett, and Arialdi M. Minino, "Urban-Rural Differences in Drug Overdose Death Rates, 2020," NCHS Data Brief, No. 440, July 2022.

18 CDC, "Progress on Childhood Obesity: Many States Show Declines," Sept. 4, 2018. https://www.cdc.gov/vitalsigns/childhoodobesity/index.html

19 "Costs for a Hospital Stay for COVID-19," FAIRHealth, Apr. 23, 2020 https://www.fairhealth.org/article/costs-for-a-hospital-stay-for-covid-19

20 Tracey Farrigan, "Rural Poverty & Well-Being, Economic Research Service, U.S. Department of Agriculture," Nov. 29, 2022 https://www.ers.usda.gov/topics/rural-economy-population/rural-poverty-well-being/#historic

21 Leslie A. DeSimone, Pixie A. Hamilton, and Robert J. Gilliom, "Quality of Water from Domestic Wells in Principal Aquifers of the United States, 1991–2004: Overview of Major Findings," National Water-Quality

Assessment Program, Circular 1332, U.S. Department of Interior and U.S. Geological Survey https://pubs.usgs.gov/circ/circ1332/includes/circ1332.pdf

22 DigDeep Right to Water Project, US Water Alliance, *Closing the Water Access Gap in the United States: A National Action Plan*, 2019, 71.

23 Colleen M. Galambos, "Health Care Disparities among Rural Populations: A Neglected Frontier," *Health and Social Work*, 30 (3), August 2005.

24 Leah R. Abrams, Mikko Myrskyla, "The growing rural-urban divide in US life expectancy: contribution of cardiovascular disease and other major causes of death," *International Journal of Epidemiology*, 50 (6), January 2022.

25 Brenda Mack, Heather Whetsell, Janessa M. Graves, "Mental Health in Rural Areas," National Rural Health Association Policy Brief, February 2022. https://www.ruralhealth.us/NRHA/media/Emerge_NRHA/Advocacy/Policy%20documents/NRHA-Mental-health-in-rural-areas-policy-brief-2022.pdf

26 About Rural Health Care, NRHA (National Rural Health Association) https://www.ruralhealth.us/about-nrha/about-rural-health-care

27 Thomas M. Selden & Terceira A. Berdahl, "Risk of Severe COVID-19 Among Workers and Their Household Members," *JAMA Internal Medicine*, January 2021 Volume 181, Number 1.

28 Sally C. Curtin, M.A., and Melonie Heron, Ph.D., "COVID-19 Death Rates in Urban and Rural Areas: United States, 2020," NCHS Data Brief, No. 447, October 2022.

29 "Rural Hospital Closures," The Cecil G. Sheps Center for Health Services Research, University of North Carolina, Chapel Hill. 二〇二三年五月現在。この数字は随時アップデートされており、二〇二二年一二月段階では入院病棟廃止と閉鎖の病院数は合わせて一八四件だった。https://www.shepscenter.unc.edu/programs-projects/rural-health/rural-hospital-closures/

30 Neil A. Halpern and Kay See Tan, "United States Resource Availability for COVID-19," Society of Critical

Care Medicine, May 12, 2020. https://www.sccm.org/getattachment/Blog/March-2020/United-States-Resource-Availability-for-COVID-19/United-States-Resource-Availability-for-COVID-19.pdf?lang=en-US

31 Matuschek, C., Moll, F., Fangerau, H. et al. The history and value of face masks. Eur J Med Res 25, 23 (2020). https://doi.org/10.1186/s40001-020-00423-4

32 https://www.cdc.gov/flu/pandemic-resources/1918-commemoration/pandemic-timeline-1918.htm

33 "Masking Order Not Popular," The Spokesman-Review, Spokane, Washington, Sunday, November 10, 1918.

34 "A Lover of Fresh Air," *San Francisco Chronicle*, January 17, 1919.

35 Marlene Lenthang, "Here are the airlines dropping mask mandates" NBC News, Apr. 19, 2022. https://www.nbcnews.com/news/us-news/are-airlines-dropping-mask-mandates-rcna24954

36 Aamer Madhani and Laurie Kellman, "Republicans, with Exception of Trump, Now Push Mask-Wearing," *AP*, July 1, 2020. https://apnews.com/article/virus-outbreak-donald-trump-ap-top-news-political-debates-politics-d0fa04c2c2ba164d6c43eecf228c1b99

37 Julie Steenhuysen, "Fauci says U.S. political divisions contributed to 500,000 dead from COVID–19," Reuters, Feb. 23, 2021. https://jp.reuters.com/article/us-health-coronavirus-fauci/fauci-says-u-s-political-divisions-contributed-to-500000-dead-from-covid-19-idUSKBN2AM2O9

38 https://www.theatlantic.com/health/archive/2022/10/americans-no-longer-wear-masks-covid/671797/

39 Podcast, In the Bubble with Andy Slavitt, Feb. 21, 2022, Katherine J. Wu, "It's Gotten Awkward to Wear a Mask: "It's like showing up in a weird hat."", *The Atlantic*, Oct. 19, 2022. https://twitter.com/inthebubblepod/status/1495883541506367491ty64

【主要参考文献】

はじめに

天野拓『現代アメリカの医療改革と政党政治』ミネルヴァ書房、二〇〇九年

天野拓『オバマの医療改革――国民皆保険制度への苦闘』勁草書房、二〇一三年

杉田米行『国際関係の変動と日本医療保険制度史』国際書院、二〇二二年

スーザン・ソンタグ、富山太佳夫訳『隠喩としての病い――エイズとその隠喩』みすず書房、二〇〇六年

山岸敬和『アメリカ医療制度の政治史――20世紀の経験とオバマケア』名古屋大学出版会、二〇一四年

アルフレッド・W・クロスビー、西村秀一訳『史上最悪のインフルエンザ――忘れられたパンデミック〔新装版〕』みすず書房、二〇〇九年

第一章

秋田茂、脇村孝平責任編集『人口と健康の世界史』ミネルヴァ書房、二〇二〇年

市川智生「明治日本の海港検疫と外国人居留地における感染症対策」『都市計画』三五一号、二〇二一年

アルベルト・カミュ、宮崎嶺雄訳『ペスト　改版』新潮文庫、二〇〇四年

ダニエル・デフォー、武田将明訳『ペストの記憶』研究社、二〇一七年

イアン・ハッキング、岡澤康浩訳「生権力と印刷された数字の雪崩」『思想』一〇五七号、二〇一二年五月

平体由美「公衆衛生――「誰一人取り残さない」ことの困難と挑戦」桜井愛子、平体由美編『社会科学からみるSDGs』小鳥遊書房、二〇二二年

サンドラ・ヘンペル、杉森裕樹・大神英一・山口勝正訳『医学探偵ジョン・スノウ――コレラとブロード・ストリートの井戸の謎』日本評論社、二〇〇九年

ピーター・ヴィンテン＝ヨハンセン、井上栄訳『コレラ、クロロホルム、医の科学――近代疫学の創始者ジョン・スノウ』メディカル・サイエンス・インターナショナル、二〇一九年

第二章
貴堂嘉之『南北戦争の時代――19世紀』岩波新書、二〇一九年
斎藤眞『アメリカとは何か』平凡社、一九九五年
アレクシス・ド・トクヴィル、松本礼二訳『アメリカのデモクラシー』岩波文庫、二〇〇五―二〇〇八年
平体由美『連邦制と社会改革――20世紀初頭アメリカ合衆国の児童労働規制』世界思想社、二〇〇七年
平体由美、小野直子編『医療化するアメリカ――身体管理の20世紀』彩流社、二〇一七年
Ai Hisano, *Visualizing Taste: How Business Changed the Look of What You Eat* (Harvard University Press, 2019)
Courtney I. P. Thomas, *In Food We Trust: The Politics of Purity in American Food Regulation* (University of Nebraska Press, 2014)

第三章
平体由美「二〇世紀転換期アメリカ合衆国ノースカロライナ州における天然痘流行と公衆衛生インフラストラクチャー構築の試み――より安全な種痘のための基盤整備にむけて」東洋英和女学院大学『人文・社会科学論集』第三六号、二〇一九年
Louis Galambos with Jane Eliot Sewell, *Networks of Innovation: Vaccine Development at Merck, Sharp & Dohme, and Mulford, 1895-1995* (Cambridge University Press, 1995)
Jonathan Liebenau, *Medical Science and Medical Industry: The Formation of the American Pharmaceutical Industry* (Houndmills: The MacMillan Press, 1987)
Abdel R Omran, "The Epidemiologic Transition: a Theory of the Epidemiology of Population Change," *Milbank Q*, 83 (4), 2005, 1971.
Karen L. Walloch, *The Antivaccine Heresy: Jacobson v. Massachusetts and the Troubled History of Compulsory*

Vaccination in the United States (Rochester, NY: University of Rochester Press, 2015)
Michael Willrich, *Pox: An American History* (New York: Penguin Books, 2011)

第四章

デイヴィッド・アーノルド、飯島昇茂・川島耕司訳『環境と人間の歴史――自然、文化、ヨーロッパの世界的拡張』新評論、一九九九年
イチロー・カワチ、S・V・スブラマニアン、ダニエル・キム編、藤澤由和・高尾総司・濱野強監訳『ソーシャル・キャピタルと健康』日本評論社、二〇〇八年
ヴェルナー・トレスケン著、西村公男・青野浩訳『自由の国と感染症――法制度が映すアメリカのイデオロギー』みすず書房、二〇二一年
平体由美「近代衛生知・比較・広報――ノースカロライナ州公衆衛生局長ワトソン・ランキンと二〇世紀初頭の非都市部公衆衛生行政」、杉田米行編『アメリカ観の変遷（上巻）』大学教育出版、二〇一四年
湯澤規子『ウンコはどこから来て、どこへ行くのか――人糞地理学ことはじめ』ちくま新書、二〇二〇年
Norman B. Anderson, Rodolfo A. Bulatao, and Barney Cohen, eds., *Critical Perspectives on Racial and Ethnic Differences in Health in Late Life* (Washington D.C.: National Academies Press, 2004).
Colleen M. Galambos, "Health Care Disparities among Rural Populations: A Neglected Frontier," *Health and Social Work*, 30 (3), August 2005.
David R. Williams and Chiquita Collins, "U.S. Socioeconomic and Racial Differences in Health: Patterns and Explanations," *Annual Review of Sociology*, 21, 1995.

第五章

櫛田久代「ジョー・バイデン政権の一年とアメリカ社会における分極化の強まり」『福岡大学法学論叢』第六七巻一号、二〇二二年

アルフレッド・クロスビー、西村秀一訳『史上最悪のインフルエンザ――忘れられたパンデミック〔新装版〕』みすず書房、二〇〇九年
John David Ike, "Face Masks: Their History and the Values They Communicate," *Journal of Health Communication*, 25 (12), 2020.
Diane M. T. North, *California at War: The State and the People during World War I* (University of Kansas, 2018)
John Fabian Witt, *American Contagions: Epidemics and the Law from Smallpox to COVID-19* (New Haven: Yale University Press, 2020)

おわりに

ジョン・K・ギルバート、スーザン・ストックルマイヤー編著、小川義和・加納圭・常見俊直監訳『現代の事例から学ぶサイエンスコミュニケーション――科学技術と社会とのかかわり、その課題とジレンマ』慶應義塾大学出版会、二〇一五年
名嶋義直編著『リスクコミュニケーション――排除の言説から共生の対話へ』明石書店、二〇二一年
山本太郎『感染症と文明――共生への道』岩波新書、二〇一一年
波平恵美子『病気と治療の文化人類学』ちくま学芸文庫、二〇二二年

ちくま新書
1744

病《やまい》が分断《ぶんだん》するアメリカ
——公衆衛生《こうしゅうえいせい》と「自由《じゆう》」のジレンマ

二〇二三年八月一〇日 第一刷発行

著者 平体由美（ひらたい・ゆみ）
発行者 喜入冬子
発行所 株式会社 筑摩書房
東京都台東区蔵前二-五-三 郵便番号一一一-八七五五
電話番号〇三-五六八七-二六〇一（代表）
装幀者 間村俊一
印刷・製本 三松堂印刷 株式会社

ISBN978-4-480-07571-0 C0247

ちくま新書

1539
アメリカ黒人史
——奴隷制からBLMまで
ジェームス・M・バーダマン
森本豊富訳
奴隷制の始まりからブラック・ライヴズ・マターが再燃する今日まで、人種差別はなくなっていない。アメリカ黒人の歴史をまとめた名著を改題・大改訂して刊行。

1580
疫病の精神史
——ユダヤ・キリスト教の穢れと救い
竹下節子
近代の衛生観念を先取りしたユダヤ教、病者に寄り添い「救い」を説くキリスト教。ペストからコロナまで、疫病と対峙した人類の歴史を描き、精神の変遷を追う。

1518
メディアが動かすアメリカ
——民主政治とジャーナリズム
渡辺将人
メディアは政治をいかに動かし、また動かされてきたのか。アメリカのテレビと選挙の現場を知り尽くした著者が解き明かす、超大国アメリカの知られざる姿。

1619
コロナ政策の費用対効果
原田泰
PCR検査、緊急事態宣言、医療提供、給付金や休業補償などをめぐるコロナ政策の費用対効果を数量的に分析。政策の当否を検証し、今後あるべき政策を提言する。

1553
アメリカを動かす宗教ナショナリズム
松本佐保
アメリカの人口の3分の1を占める「福音派」とは何か？政治、経済、外交にまで影響を与える宗教ロビーの役割を解説。バイデン新大統領誕生の秘密にも迫る。

1639
パンデミック監視社会
デイヴィッド・ライアン
松本剛史訳
新型コロナウイルスのパンデミックは監視技術の世界的大流行でもあった。加速する監視資本主義とデータ主義は社会をどう変えるのか。世界的権威による緊急発言。

1701
ルポ 副反応疑い死
——ワクチン政策と薬害を問いなおす
山岡淳一郎
新型コロナワクチン接種後の死亡者は1900人に迫る。補償救済制度が存在するも驚くほど因果関係が認められない。遺族、解剖医、厚労省等に取材し真実に迫る。